怎样才能不焦虑

任　兵◎著

北方联合出版传媒(集团)股份有限公司

万卷出版公司

图书在版编目（CIP）数据

怎样才能不焦虑 / 任兵著.—沈阳：
万卷出版公司，2018.3（2021.8重印）
　ISBN 978-7-5470-4801-6

　Ⅰ.①怎… Ⅱ.①任… Ⅲ.①焦虑—诊疗
Ⅳ.①R749.7

　中国版本图书馆 CIP 数据核字（2018）第044108号

怎样才能不焦虑　　　　　　　　　　　版权所有　侵权必究

出版发行：北方联合出版传媒（集团）股份有限公司
　　　　　万卷出版公司
　　　　　（地址：沈阳市和平区十一纬路25号　邮编：110003）
联系电话：024-23284090/010-88019650
传　　真：010-88019682
E-mail：fushichuanmei@mail.lnpgc.com.cn
印刷者：三河市兴国印务有限公司
经销者：各地新华书店

幅面尺寸：145mm×210mm
字　　数：118千字　　　　　　印　　张：5.5
出版时间：2018年3月第1版　　印刷时间：2021年8月第3次印刷

责任编辑：李明　　　　　　　　责任校对：王洪强
装帧设计：大名文化　　　　　　责任印制：高春雨

如有质量问题，请速与印务部联系　联系电话：010-88019750

ISBN 978-7-5470-4801-6
定价：32.00 元

前　言

这是最好的时代——信息时代，人类以前所未有的认知了解自己和这个世界。

这是最坏的时代——越来越多的人在信息大爆炸中迷失了自己，越来越焦虑。

焦虑症非常痛苦，小到不明病理的身体不适、亚健康症状，大到随时随地惊恐发作、生不如死。笔者因经历长达8小时的惊恐发作，2010年5月10日在北医六院被诊断为焦虑症，之后用了一年半的时间，没有吃西药，通过"心理咨询+佛学禅定"的方法根治了焦虑症。我运用心理咨询所学到的方法分析了解自我，通过佛学禅定的方法训练心力，将对治焦虑变成了人生悟道的过程，把六年中利用自我潜意识对焦虑症的对治以及复原为健康人后如何对待焦虑情绪进行提炼，出版该书。首先是给自己一个交代——作为完败焦虑症的一个里程碑，其次是帮助还在与焦虑症做斗争的焦友们以及正在焦虑的朋友们。

本书的写作时间横跨五年，最初是2011年笔者在百度焦虑症贴吧通过跟贴与大家分享每次心理咨询以及禅修后的治疗焦虑心得。后来是2016年5月，经过系统的思考后，追随着内心所涌现的感想，分很多篇把我焦虑症的症状、对治焦虑症的方法、后期悟道升华等一一道出。

书里的每一篇文章都是我饱含情绪写出来的，在写作几篇文章的过程中抑制不住泪如泉涌，泪水中包含着感慨、感激与喜悦。在写到我的焦虑症症状时，如今我站在现在的时点上，能清晰地分解症状中的情绪细节，并结合心理咨询所挖掘出来的影响症状的潜意识（过去的回忆），系统地看待焦虑症的症状。

我并没有系统学过心理学的课程，我了解和学习心理学的主要方法是通过研究自己、举一反三地看待心理现象，来观察别人。我书中有一部分心理学知识内容来自于我的佛学老师高月明先生，我认为他所阐述的关于心理疾病是如何在压抑中产生，以及治愈心理疾病的秘诀都非常透彻。我能治愈焦虑症，所秉持的道——核心的认知就来源于此。例如，高老师在我焦虑症对治过程中鼓励我，当焦虑症状来临时，你要把它当成一个好的机会，一个打败它的机会，打败它的次数多了，它就不来了，焦虑症也就好了。

本书比较高频率地使用了一个词——对治焦虑。"对治"这个词来自佛教，原意是指"以道断除烦恼"，这也是我喜欢用这个词的本意，焦虑并不是一种病，只是烦恼而已。对治焦虑，就是用我们的智慧和心力断除烦恼。

感谢的话：

　　回首焦虑症往昔，痛苦记忆犹新，非常庆幸自己治愈了焦虑症。感谢在我患焦虑症期间我现在的妻子、当时的女友王晓芳的体贴与关怀；感谢我的佛学老师——量子佛学创始人高月明老师在精神上莫大的鼓励与支持；感谢我的领导与人生贵人闫宪春先生在我患焦虑症时期的关心与包容；感谢在我焦虑症对治时期，经常周末约我出来吃饭、聊天放松的同事乐扬、王宁、赵阳；感谢我的心理咨询师。

　　本书能出版，感谢我的同事及朋友王宁、林艳、周粟、陈志钢、何琳、段敬广、白琼在书稿策划、校对、编辑方面的帮助。

任　兵
2017年2月4日星期六于北京家中

目　　录

1

第三部分　后焦虑症时期的认识

第四部分　学佛对焦虑症的积极影响

第一部分

初识焦虑症

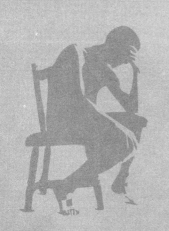

第一节　焦虑来袭

北医六院确诊

2011年5月我写了一则《焦虑症恢复者，共享经验持续更新》的帖子，达到了10万的点击量、2000多个回复。现在我把当年的帖子的内容大致整理如下，希望还在经历焦虑症痛苦的焦友们可以从中找到战胜焦虑症的信心。

焦虑发症情况介绍：

我今年三十一岁，去年（2010年）5月10日那天，我正在上班，突然浑身惊恐、紧张、心跳加快、胃部痉挛，整个人要倒地似的。我急忙逃离了上班现场，在单位附近转，整个人紧绷着，外面稍微的声响以及害怕见到熟人的紧张感，让我随时都要崩溃。我心里十分清楚，如果崩溃，那就意味着会昏倒，这是我十分不愿意接受的。

内心有一个声音，一直在呼喊着自己，告诉自己千万不能昏倒！这种紧张感带来的惊恐状，让我生不如死！

快到中午时，我感觉非常饿，但是吃不下饭，好像食道也紧张到食物难以下咽。中午快餐公司送来午餐，我急忙从公司餐厅拿了一个馒头，不管脏不脏，直接塞在自己皮包夹层里，下楼骑上自行车回家。回家的路上也是同样惊恐，饿得难受，于是停下来吃几口馒头，但难以下咽。

到家楼下，不敢上楼，在附近的河边待到下午四点。我在河边找了一个人少的地方待着，但还是有零星的周边小区的居民过来散步。每当有陌生人走近时，我都更加紧张，心跳急速加快，心跳空的感觉越来越频繁，崩溃的感觉愈加临近。我不断地通过甩胳膊踢腿来转移我紧张的情绪。

那种感觉非常难受，以至于我到旁边的粥店喝粥，粥还没上，付了钱就逃离了粥店，店员奇怪地看着我慌忙地离开。五点回到家，拉上窗帘，躺到床上，感觉任何一个响动都会影响身体里紧张的神经，都会把我推到崩溃的边缘。谁也不想理，也不想说话。我女友回来给我熬了粥，炒了青菜，晚上喝了点粥。因为紧张浑身用劲，所以特别疲惫，晚上入睡特别快。一直睡到早上，早上起来也没有任何难受的感觉，等外出吃完早点，难受的劲又来了。

我上网查了相关资料，说北大医院第六部有精神研究所，比较专业，于是鼓起勇气打车去了北医六院。我先挂了一个普通号，在排队等号的时候，难受的劲一直伴随着我，当医生叫到我的号，我进去医生的办公室，紧张地先把医生的门关上。我看到医生脸上有奇怪的表情，医生询问了我的症状，给我开了一张焦虑症的评测检查单，初步检查结论是焦虑症，同时给我开了西药。我不放心，为了确认，我又挂了一个下午的专家号。中午在医院后面的树下待着，饿得实在受不了了，就跑到附近的快餐店打包了一碗面条，没有胆量在店里吃，人太多会让我害怕和难受。我拿着面条来到北医六院后面的一棵树下，坐在水泥墩上吃面。边上有两个外地来看病的女人带着孩子在聊天，因此吃面的过程让我更加紧张，但本能的饿还是控制住紧张，把面吃完了。

直到下午四点多才排到，专家询问了情况，给的结论也是焦虑症，建议我先吃西药，一个月后等难受劲缓解了再来找专家。在医院里我看到有针灸和电疗室，我问医生可不可以给我用针灸和电疗的治疗方法，医生说你的情况不需要，比较严重的才用到。

我在网上查询得知西药副作用大，而且可能会形成依赖，于是我没有去收费处结账买药。下午回家时，我不敢坐公交车，于是走了六站地。走路的时候路上有人在说话，都会让我的紧张加剧。后来打车回的家，难受的感觉还是跟着我。

第二天早上起来，一点儿也不想在家里待，于是打车去了北医六院。我心里想着如果再难受，不行去医院把药开了。在打车时，也有点害怕，坐车时很惊恐。到了医院旁边，我找了一家快捷酒店，在大堂的电脑可以上网，是免费用的，我就搜了心理咨询机构，可以治疗焦虑症的咨询公司。网上首先推荐了一个杨老师，五百元一小时。我直接搜杨老师的名字，找到一家比较便宜的咨询机构，杨老师也坐诊，于是我约了杨老师第二天的咨询。

我不敢回家，也不想回家了，跟女友说明了情况，当天晚上就在北医六院附近的快捷酒店住下，自己感觉住在医院旁边安心一点，万一受不了了或崩溃了可以立即去医院。后来不放心，又打电话去那家咨询机构，了解了杨老师具体详情以及心理咨询的效果和流程，调整了一个费用较杨老师高的心理咨询师穆老师，穆老师是男的。

第一次心理咨询

当时我抱着怀疑的心态坐在那里，身体紧张难受的感觉一直在，进去后我先看了看屋里的窗户，是开着的，这是22层，心里有着其他特别消极的想法。

开始咨询后，穆老师让我讲难受的起因和当时心理的感受，"就觉得工作压力很大，周围的人都不理解自己……"老师听完后，重复了我说的话。突然我难受的情绪猛地升起，忍不住了，我强压住火冲咨询师说："您别说了，我现在很难受！"咨询师说："你能告诉我哪里难受吗？"我非常不耐烦地说："我手脚发麻，胃部感觉要痉挛。"咨询师问："是哪个地方？"我用手在肚子上比画着给他看。咨询师说："你不用管别的，你看着你的胃，能不能描述一下，它像一个什么东西？"我说："感觉像一个球在胃里，越来越大。"咨询师说："你能描述一下是什么样的吗？比如球是什么颜色的？"我想了一会儿，告诉他是水晶透明的，但不是实体，像一个水泡。咨询师说："你一直看着它，不用管别的，如果它发生了变化，就告诉我。另外你的手脚麻木，你也看着它，描述一下这种感觉。"我说："感觉手像一根木棍，快没有感觉了，而且感觉在变强烈。"咨询师说："没关系，你看着它。"看着难受的感受大约一到两分钟的时间，我感觉水晶球在变小，手脚在恢复知觉，难受的感觉在逐渐消失。在这个过程中，我间断地向咨询师描述。后来与咨询师的交谈，我不记得内容了。最后离开的时候，我就觉得效果还是很明显的。于是我续交了费用，交了一个8小时套餐。离开时，我约了第二次咨询的时间，当时由于我觉得情况比较严重，于是约定每周两次。咨询结束后，我到楼下的小餐馆吃了饭，刚进餐馆的时候，感觉人多，给我非常压抑的感觉，非常不舒服，与焦虑症严重时的难受是一样的。但肚子感觉非常饿，于是硬挺下来了，买的汤面，最后还是吃完了。饭后，感觉还不错，觉得自己有进步，至少可以正常吃饭了。

那个时候的状态，给我的感觉就像刚开始进入大型网游世界，原来的生活像未开发的场景般一片漆黑。确诊焦虑症之后，我逐步地开拓我周围的生活，从吃饭到坐车，一点一点的生活场景被开发出来变得明亮，原来生活的功能也需要重新开发。在此期间，心理咨询通过浅度催眠，让我挖掘出很多我不知道的不良潜意识，学习了很多在非咨询时间时能用到的自我催眠方法，以及应对难受感觉的技巧。渐渐地我的工作和生活都变得正常，而且精神状态越来越好，正是验证了那句"名言"：自从得了精神病，整个人精神多了。其间，我接触了佛学，每日精进，受益匪浅。在此我想将我学习到的经验与方法写出来，与各位还在继续与焦虑症做斗争的患者们共勉！

焦虑与抑郁的区别

前段时间被乔任梁因抑郁症自杀的新闻刷屏了，那么抑郁和焦虑到底有什么区别？

以下对焦虑及抑郁的定义来自高月明老师新浪博客，高老师的定义来自于精神分析的理论与实践，以下的解释能更加直接地让大家理解焦虑和抑郁的区别。

焦虑：

焦虑就是积极的思虑。思虑什么？在进化上，思虑的目的是为了获得"性"和"食物"，考试、事业、唱歌等活动都建立在此基础上。如果没有积极的思虑，那么一个人在生活中不会解决任何问题。因此，积极的思虑，也可称为"焦虑"，是积极和有利于生命生存的。

在精神分析的概念中，焦虑由本能欲望、自我、超我三者之间引发的冲突所产生。这种冲突就像是儿子想要一个超级玩具，但由于父母的经济情况而无力实现，这样就引发了儿子与父母之间的冲突一样。

进一步说，一个人为了实现某个欲望而积极的思虑该怎么办，是正常的，也是生存所必需的。可是当一个人的欲望过于强烈，或者遇到了亟待解决的大问题时，那么强烈的本能欲望就会与社会规范发生直接而猛烈的冲突。本能欲望的强度越大，那么相应地，一个人所经历的思虑程度也就越高。当"自我"的积极的思虑变成焦灼状态时，就成为了焦虑症；在此情况下，一个人就会经历由焦虑带来的痛苦。

因此，只有当某个刺激（如销售、股票、期货、生意）让这个人长期处于焦灼的"积极思虑"的状态而引发了一个人精神上的痛苦时，才被称为"病"即焦虑症；否则短暂的焦虑是正常而有益于生存的。

在口语中，有很多词都可以来表述焦虑：着急、紧张、害怕、心烦意乱、心神不宁、坐立不安、七上八下、热锅上的蚂蚁等。字源学研究表明（Lewis, 1980），"焦虑（anxiety）"这个词来自于拉丁语中的"angh"，是狭小或收缩的意思。

一般，在精神病学界和临床心理学界，焦虑的定义有三个要件：

1. 焦虑是一种烦躁、急切、提心吊胆、紧张不安的心境；

2. 焦虑者往往伴有植物神经功能紊乱的症状；

3. 焦虑往往没有相对固定的对象和明确的内容。

焦虑（anxiety）和恐惧（fear）在体验上很相似，但也有区别。恐惧是对具体的、可见的危险的反应，而焦虑一般是弥散的、无具体目的。这是从症状学上区分恐怖和焦虑的一个指征。

从术语学来看，临床上用的焦虑这个词，最早是从德文词"angst"来的。焦虑研究两大奠基人——克尔凯郭尔和弗洛伊德——都使用angst这个术语。稍有不同的是，在克尔凯郭尔那里，"angst"时而指焦虑，时而指恐惧，这造成了翻译的歧义。而对弗洛伊德来说，"angst"多指没有明确客体的焦虑情绪，如果这种情绪有了明确的客体，弗洛伊德则倾向于使用"furcht"（fear,恐惧）这个词。

抑郁：

假设一个人失去了疼痛感觉，他可能会无法意识到脚上扎了刺从而引发感染而死去，所以疼痛是保护生命的感觉体验。同样，抑郁就是保护心灵生命的情绪状态。那么这种心灵之痛有什么用呢？

在精神分析概念中，抑郁状态是超我对原我的惩罚。当社会规范表现的过于强大时，抑郁就会产生。

原我会不顾现实情况和道德原则要他能够想到的任何东西。因此，一个人为了避免将有限的生命精力浪费在根本无法实现的目标上，需要一种"心灵疼痛"的状态——抑郁状态，来抑制原我的无理要求。如果没有抑郁，每个人都会好高骛远，都会去"伸手抓月亮"。

抑郁是超我对原我过度压抑导致的。当一个人经历抑郁时他会感到灰心丧气、快乐不起来、自责、懊悔、内疚、自卑、感到活着没有意思和自己一文不值。

例如，一块你非常喜欢的手表被偷了，那么如果有机会让你手拿一把铁铲狠狠地抽上小偷10个耳光，那么你的痛苦也就减轻了许多。也许之后你还会用些金钱去补偿被你伤害到的小偷。但假设这块手表是你自己弄丢的，那么这个"铁铲"就会扇向你自己，即惩罚自己，这时一个人就会经历抑郁。从这一方面来讲，抑郁就是一个人将愤怒指向自己的心理行为——就是超我对原我的惩罚。这种心理行为总是提醒我们不要再犯类似的错误。

如果这种愤怒的惩罚过分的话，就会让原我"破罐子破摔"——令一个人产生生无乐趣的体验，更为严重则会引发自杀（例如在股票上损失惨重而跳楼的人）。

因此，抑郁是一个人生存下去需要的情绪状态。只有当其遇到特别强大的精神刺激而过分表达时，才会引发心理疾病——抑郁症。

以我个人的实际体会，焦虑表现的是对未来的担心，紧跟着的情绪是紧张与恐惧；抑郁表现的是对过去的悔恨，紧跟着的情绪是自责与压抑。

在现实的案例中，焦虑和抑郁往往是伴随着的，在我身上是焦虑导致的抑郁，逻辑是这样的。我主要症状是焦虑症，严重到感觉未来的很多事情我承担不了（担心），甚至想到未来我无法面对父母的离去（恐惧），然后觉得自己不够强大（自责），觉得生活没有意思（压抑、抑郁），把情绪汇总，情绪中的焦虑占到七成，抑郁占三成。

抑郁导致焦虑的逻辑：对过去悔恨，自责痛苦，既而对未来担心，没有信心。

第二节　开始心理咨询

什么是潜意识

　　潜意识又称为"祖先脑"，是我们祖先遗传给我们的大脑记忆，这种记忆被刻在了细胞里，也称作本能意识。

　　创造出"潜意识"这一概念的弗洛伊德做了如下定义："某些心理成分，例如，某个观念，一般都不是持续地有意识的。观念更显著的特点是，其意识状态非常短暂，此刻有意识的观念，一会又不是有意识的了，但在一定并不苛刻的条件下，它又会出现在意识中。在这期间，它是什么，我们不知道，但我们可以说它是潜在的，意指它具有随时进入意识的潜力。"

　　简单地说，我们的所有思想，全部源自我们过去的生活经历和获得的知识。凡是那些没有在此时此刻的当下你脑中呈现出的思想，全部都处在潜伏的即潜意识的状态。从另一个角度来看，因为脑中只有记忆具备"潜伏"的性质，而脑中除了记忆也没有什么了，因此潜意识就是记忆。正因为潜意识就是记忆，所以弗洛伊德才发明出了通过自由联想——也叫"自由回忆"来获得潜意识。

凡是被我们回忆起来的东西，在回忆之前，我们都可以叫它为潜意识，当其呈现在脑中时，我们就叫它"意识"。

有的人说了，过去不好的事情，我把它忘记、清空了，我就开心了。

那么我们能"忘记"吗？

解释一下我们人类具有的"忘记"这个功能：

人的大脑记忆是全息模式，人从出生起一直到死亡，人的眼、耳、鼻、舌、身、意时时刻刻就在记录着一切，所有的感知都会储存在大脑里。当人的大脑记忆区被挖掉1/3时，人还能记住所有，因为大脑中的每个细胞都在帮助记住所有感知觉。

所以，所谓的"忘记"，只是功能性需要，我们提取不到"意识"层面的事件，就是被忘记了。

人类对"忘记"的需要，也是因为生存和繁衍，是进化的需要。否则记住所有事情，人是要疯掉的。

我被心理咨询挖掘出来的两个潜意识

我在对治焦虑症的过程中，做了一年半的心理咨询，频率是每周一次，每次一个半小时。心理咨询师给我用的较多的方法是自由联想，具体的做法就是让我放松后闭上眼睛，把脑子里面想到、看到的内容说出来。心理咨询师根据我说的内容来抓住重要的点，进行剖析。

通过上述的方法，我回忆起小时候的两件事情（当然不是一次想起来的）。

第一件事：

我大约五岁，还未上学，堂兄提起学校好玩极了，我奶奶也没有反对。于是我被堂兄带到学校去玩。当时我对学校一无所知。当他们上课了，我一个人被丢在了学校外面，我非常害怕与恐惧。记得后来遇到学校的老师安慰我。再后来怎么回的家，现在已经忘记了。

但这个回忆中的场景，如今再出现在我的脑子里时，已经更加模糊与恐怖：农村的学校是土墙，没有围墙，周围是稻田，我处在一个大雾笼罩的环境中，教室里空无一人，我一个人在孤独与恐惧中瑟瑟发抖。

第二件事：

在我小弟弟满周岁那天，我家来了很多亲戚，我姨父买来小三轮童车作为礼物。因为是极新鲜的玩具，当天来的很多亲戚的小孩都玩它。当天我一直惦记这是我们家的东西了，我要骑。后来，我在一个小屋（卧房）找到那个小车时，它正被我表姐骑着，周围坐着很多大人在聊天。我没有直接向我表姐要车，而是走到正在骑着车的她后面，弯下身看了看底座，说了一句"车坏了"。当时逗得满屋的大人哄堂大笑，我感受到了嘲笑和讽刺，感到非常羞愧和自责。

第一件事的这个潜意识，令我内心所产生的感受，和焦虑惊恐时的症状非常相似（躯体症状）。第二件事的这个潜意识，最初内观它时，让我感到恶心。在现实生活中，分不清对方是嘲笑还是夸奖，不敢到人多的地方去，不敢面对大众表达自己。

焦虑症心理咨询治疗过程，就是把导致自己躯体症状的潜意识意识化，当潜意识被意识化后，问题就已经解决了50%。剩下50%的问题靠平时在现实生活中的意象训练。

为了将潜意识和现实加以分别，我特意回去我小时上小学的地方看了，我原来上小学的地方已经拆了，现在的农村都已经集中办学了。当我站在让我恐惧的地方时，我告诉自己那个潜意识已经是过去式了，我用现在的我拥抱了那个在大雾中瑟瑟发抖的小孩，我顿时泪流满面。当我的情绪发泄完了，我发现我内心非常痛快舒服，分解我刚刚发泄掉的情绪，我发现里面包含着委屈、艰辛、愤怒与感动。

现在的我经常当着几百人去演讲，演讲前我会紧张，因为紧张所以准备充分，会有更好的效果。最初进行尝试训练时，我会对我的紧张进行内观，我会"看着"我内心的紧张，心里想起小时候那个哄堂大笑的场景，再看看现实的我自己，那种面对大众讲话的恐惧在一次一次演讲的实战中消退了。

内心勇敢的力量就是这样一点一点地生长起来。

第三节　自我探索

焦虑症的根源是自卑吗?

在对治焦虑的初期，我通过反省，形成一个观点，我的焦虑症的根源来自于自卑。

自卑在某种程度上等同于"不认可自己"，自己觉得自己不行，觉得自己不好。自身的能量也在自己觉得自己不好和不行中自我消耗。举个例子，开会时领导提出个议题，让大家发言，议题虽然是我擅长的，但我害怕自己说得不好，一害怕就紧张，紧张得错过了最佳发言时机，紧张得发言失常，匆匆忙忙说完了，导致表达无节奏、不精彩。会后我懊悔自责不已，懊悔的情绪会持续好几天，影响了接下来的生活和工作。

后来通过学习与成长，我对"自卑"这件事有了更正确的认知。

从人类的进化说起，自卑有着积极的作用。在最初，人类面对大自然、野兽、未知的世界，觉得自己非常渺小和无知，这就是自卑的原型。

自卑带来了恐惧和焦虑，人类因为自卑，经过很多很多年的进化，克服了这些对未知的恐惧和焦虑，发展、进步到了今天的文明，所以从人类的进化来看，自卑具有积极的作用。

再来看我们个人，自卑使我们努力奋斗，改善自己，使我们进步。

但自卑也有病态的情况，病态的自卑有以下几种现实的表现：

1.害怕别人说自己不好（当别人说我们不好时，我们更容易产生的情绪是愤怒，还有想要去解释）。

2.害怕犯错（人类的进步，就是因为不断的犯错，在犯错中总结经验进步，如果太害怕犯错，就没有作为，但千万不要犯致命的错）。

3.不懂得去尊重（潜意识里不认可自己、不爱自己、不尊重自己，所以也不会懂得尊重别人，越是亲密的人越表现得忽视、轻视、不尊重）。

那么焦虑症的根源是自卑吗？大家是否得出了结论？

焦虑症病发的原因是什么

自从我在焦虑症贴吧把我恢复的经历写出来之后，很多网友找我求助，大家在介绍自己焦虑症发作的原因的时候，各有不同。

有的是在工作中被领导批评了，生气之后出现了严重的躯体症状，之后变成敏感性躯体症状了；有的是夫妻吵架引发的；有的是在学校被老师点名发言引发的。

我的焦虑症被引发最严重的那次是在2010年5月10日，上班时间，那天网管过来安装新买的电脑，有一个分歧找我协调，然后我就出现了惊恐症状（感觉自己进入了一个虚拟世界，心跳加快，呼吸急促，胃痉挛，手脚发麻，随时要晕倒在地），后来的事件经过就是我此前在贴吧里写过的。

后来回过头来看，其实我的焦虑早在一年前就有明显的症状表现。在一次公司开会时，我因为要发言，有些紧张，但后来不知道为什么胃在慢慢痉挛，手脚在发麻，我一直以为是被空调吹着了，在开会的时候一直通过变化坐姿和甩胳膊来缓解胃痉挛往严重的趋势发展，但还是没控制住。后来胃就真的痉挛了，痉挛到疼，不想吃东西，那天晚饭只喝了热水，睡了一觉，第二天胃就不疼了。

再后来，也是开会发生过几次紧张，但感觉紧张趋势越来越严重。而且在春夏和秋冬换季的时候，心脏跳空的感觉会出现，而且会加重，就是医院里常说的早搏。但去体检时，心电图也是正常的。

焦虑症病发的原因，现在来看，我认为如下：

由于历史的原因，在我们长大成人的过程中，有些东西是缺失的，特别是父母的爱。其实父母是爱我们的，天下没有不爱自己孩子的父母，然而由于客观条件，有些人缺少了父母的关注以及与他们的互动，这样就造成了伴随我们一起长大的安全感的缺失。

从小我们的内心就要像大人一样承担很多我们不了解的东

西。比如，在学校里受了欺负，在外面受到了嘲讽，我们会认为是因为自己不够好，只能忍气吞声。

这些都是我们心灵的伤疤，心病还需心药医，在早期的时候，父母的关注和安抚是最好的"心药"。但由于客观条件，很多人确实没有受到"心药"的医治。

于是我们只能靠自己，用自己的能量一层一层地把伤疤进行包扎。我们包扎得越来越厚，直到有一天，我们的能量不足，伤痛爆发，整个人生都要崩溃了。

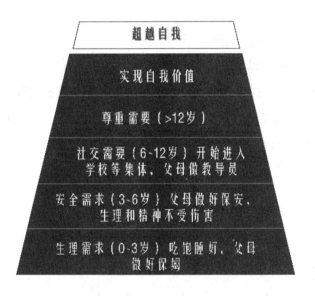

我们来看上面这个图，马斯洛的五项需求理论，现代心理学在五项需求基础上加了一层，叫超越自我。

我发现焦虑症患者有一个共同的特点，就是在第二层阶段，安全感缺失。爷爷奶奶带大的孩子（留守儿童）、成长环境中父母不在身边、暴力家庭、单亲家庭的孩子，往往容易缺失安全感，容易得焦虑症等心理疾病。

我曾经内观过我内心的那个"不安全感"，当我通过内观面对它的时候，我发现它很容易被分解成委屈、自责等情绪，自卑、不安、很多情况下莫名的紧张、愤怒都是来自于这个"不安全感"。

所以当我发现它、面对它的时候，问题已经解决了一半，这也是我通过它来认识自己的过程。

那么焦虑症病发的根本原因是什么呢？

其实是我们心中安全感的缺失。

安全感可以靠外在的物质来补偿吗？不可以。我发现缺乏安全感的人，挣再多的钱，他也不满足，也不能感到开心。

先天的安全感缺失如何能补偿？心理成长，认识自己，拥抱内在的自己。

第四节　焦虑症的身体症状

焦虑症形成原因

我总结过很多焦友的躯体症状，大致包括以下情况：

1.头晕，2.头紧，3.手麻脚麻，4.脖子僵硬，5.世界的不真实感，6.胸闷、恶心，7.心跳偏快、心悸，8.游走性肌肉跳动，9.胸前刺疼，10.背酸，11.腿发软，12.有灵魂出窍的感觉，13.乏力，14.容易烦躁，15.怕噪声，16.怕光，17.失眠，18.濒死感，19.呼吸急促，20.胃痉挛，21.拉肚子。

我焦虑症时的躯体症状，主要有手麻脚麻、头晕、胃痉挛；严重时有心悸、眼前世界的虚幻感、呼吸急促、濒死感等。

那么躯体症状是怎么产生的？我回想我的情况，我认为是这样的。

我的文章中曾介绍到，我们成长过程中受到过心灵的伤疤，在我们长大成年后，一遇到相关的环境，它就会"隐隐作痛"（害羞、自责、紧张、强压怒火等），如果正好遇上我们有着凉拉肚等生理现象，经过几次后，它就会和我们身体的某个生理现象产生关联。

大家都听到过，有人一相亲就要拉肚子，或者一紧张就胃疼，还有头疼、手麻脚麻等，这些是潜意识在无意中和我们的某些生理现象进行了关联，于是产生了焦虑症的躯体症状。比如手麻脚麻，就是因为坐姿不正确导致的，然后和潜意识的焦虑情绪产生了因果关联，一紧张就手麻脚麻。

还有一些症状，比如心跳加快、呼吸急促等，都是人类在应急时的本能反应。在原始社会时，如果突然遇到强大的野兽，人的肾上腺素会加快分泌，让人在短时间能产生快速反应的能力，这个时候人需要更急促的呼吸、更快的血液流动（同步导致心跳加快）向身体提供氧气。这个时候人的头往往会晕。人在焦虑症发作的时候，会进入惊恐状态，会进入到一种恐惧应急的状态。这是比较严重的情况。

失眠的情况往往是因为有一点强迫性思维。我内观一下这种特别困但睡不着的感受，分解这种感受，首先发现的是自己的精神是紧绷着的，再往下是担心紧张难受的感觉会更加难受，于是紧张地注视着它，害怕自己一旦放松就会失去控制，进入万劫不复的境地，所以强迫自己用一种高度集中的紧张紧盯着另一种紧张。

那么如何去除躯体症状呢？

其实去除躯体症状，就是在去除焦虑症。躯体症状完全治好不复发后，焦虑症也就治好了。

我会在之后的文章中，用"道法术"三个层次系统地来说如何对治。

紧张与兴奋的混合体

正常人在什么情况下会出现既紧张又兴奋的情绪？比如向暗恋的人表白的前夕。紧张的是表白后被拒绝，兴奋的是表白后可能如愿以偿。被拒绝和如愿以偿都是对未来结果的预计，紧张和兴奋的情绪是因为对未来的焦虑。

人的一生中向暗恋的人表白的事情寥寥无几，提炼总结，让我们有紧张加兴奋的情绪的情况可以归纳为：当我们特别想得到一个东西，但又害怕失去它时。产生这样一种情绪的缘由就是：我们曾经一直想要得到某个东西，但一直没得到。或曾经得到过，但失去了，这种失去刻骨铭心。

在和我沟通交流的焦友中有少数考试焦虑的焦友。当他们一面对考试时就会出现躯体症状，分解考试焦虑时躯体症状的情绪，是紧张与兴奋的混合体。这些焦友的父母在他们小的时候过于关注成绩，他们考了99分，还要被严厉责问另1分丢在哪里了。考试的成绩和父母的爱在他们的潜意识里进行了关联，考不到100分完美的成绩就得不到父母的爱。每一个孩子本能里就是要被父母爱的，每一个孩子都特别在乎父母的爱，考试焦虑的孩子特别在乎考试成绩，因为它代表了父母的爱。

考试焦虑的孩子成年后，泛化为工作面试焦虑、现场比赛焦虑、向领导汇报工作焦虑、当众演讲焦虑等。

把躯体症状进行分解有什么用？分解能引导大家反观自己的模式：你在紧张什么？又在兴奋什么？你在害怕失去什么？

失去了你会怎么样？

大家多去观照自己的躯体症状（观照的方法，看我的文章《焦虑症对治之术：观照躯体症状》），多按上面的问题去问自己，时间久了，答案有一天就会自己在心里冒出来。

胃痉挛

我人生第一次胃痉挛到疼，是2008年有一次去人民大学开会，会议的主题是关于规划业务方面的，当时参会的人不多，也就是20人左右的圆桌讨论会。我和朋友没有坐在主桌上，当时主持人让与会人员按顺序一一发言。我也积极准备发言的内容，但由于过度紧张，当时感觉胃拧巴在一起，我通过去厕所以及调整坐姿都没能缓解，最后胃部出现痉挛，一阵一阵抽动式的灼痛。其实直到会开完我也没有发上言，但胃痉挛的症状在当时已不可逆了。

后来回到家，喝了热水，晚上没吃饭。到第二天，胃痉挛的症状没有了。当时很是不解，为什么胃会痉挛（在我的焦虑症经历里有详细介绍）。

我在上高中的时候，是住读，身体比较瘦弱，出现过一次胃反酸水的情况，非常难受。当时就认定自己的胃不好，所以后来一直特别关注自己的胃。参加工作后，我每年至少发生一次胃胀气或反酸水的情况，更加认定自己胃不好。到后来每当春夏或秋冬换季的时候都会出现胃不舒服的情况，都要去中医院开中药调理（后来我认为中药调理是没有用的）。

在焦虑症恢复的过程中，通过学习与实践，我对胃有了更深入的了解。

1.肠胃表面分布的神经是除了脑部外第二大神经系统。因为人的整个神经系统是一体的、相互关联的，所以人特别紧张的时候，会影响到肠胃消化系统，容易出现消化不良、胃胀等情况。

2.胃酸的腐蚀性非常强，如果把一滴胃酸滴到地毯上，地毯会被腐蚀出一个洞，说明胃黏膜的耐腐蚀性很强。

3.当胃不舒服、胀气、消化不良的时候，反观一下自己是不是压力过大，近期有事过于紧张了，或遇到好吃的吃太多了。这样的情况下，我会先择某个晚上空腹一餐，除了喝白水什么都不吃，减少胃酸的被动分泌，让胃黏膜自主修复。

4.反观过去，越是紧张的时候，潜意识里越怕饿着，到了吃饭的时间不饿也使劲吃，容易积食，产生胃胀、消化不良等症状。现代社会不缺吃，空腹一顿除了让胃黏膜好好休息，也让肝脏也好好休息一下。

各位焦友，当你焦虑症也伴随有胃方面的问题，建议大家：

1.首先去正规医院检查，确认胃没有问题（如果只是浅表性胃溃疡，不算问题，大部分人都有）；如果有问题，及时按医生建议治疗。

2.正确地认识到胃是一个神经器官，胃黏膜是很强大的。

3.当焦虑症引起胃痉挛时，可以用观照的方法放松控制，缓解症状（观照的方法见本书第二部分《观照躯体症状》一文）。

4.因为紧张或吃多了导致的胃胀气等问题时，可以用晚餐空腹的方式来缓解。

上述是我的个人建议，仅供大家参考。

头晕、全身发紧

头晕的情况有很多种，到医院进行彻底检查，排除生理方面的疾病后，往往可以确认是由焦虑引起的头晕，是属于神经症方面的。

焦虑时的头晕，往往表现为头蒙蒙的感觉，觉得眼前看到的世界不真实，注意力强迫性的集中在头部片状的、蒙蒙的感受。我在焦虑时，头晕的感觉往往连带着会有胸闷的感觉，以及后背发紧。

面对这样的情况，一方面要通过系统治疗来根治焦虑症，找到焦虑的症结，我直接治疗头晕的术是放松训练。放松训练分为两个阶段，第一阶段是体验紧张和放松的差别（查看本书第二部分文章《术：21天放松训练》）；第二阶段是从头到脚一念放松（查看本书第二部分文章《21天放松训练之后的一念放松》）。

全身发紧和头晕症状的治疗方法都是一样的。大家一定要学会放松的技能，学会一念放松后，在开会、坐车时可随时随地去体验从头到脚的放松。当症状来临时，你就去放松它，结合通过心理咨询找到令你焦虑的潜意识，放松的次数多了，因神经症导致的头晕和全身发紧就会慢慢缓解直到恢复。这是我的个人经验。

强迫性担心与恐惧

有不少焦友向我描述他自己的症状时，说自己没有躯体症状，只是自己不断地强迫性的担心、强制性地去想某一件事。比如感受到胃部有灼热感，就情不自禁地去关注胃部，怀疑自己的胃是不是有问题，不断尝试转移注意力，但效果还是不好，还是会强迫性关注到胃部的灼热感。

这种心理和思维的根源是什么

我通过研究我自己的人格特点，从我自己身上挖掘原因。在我的记忆里，我成长的过程中，有时因为一些不是自己故意行为造成的过错，而被母亲责备，我当时委屈痛苦到不想活。

我印象最深的一件事是上高中的时候，有一次高中班主任在上课期间叫我出去，说我们班的宿舍被盗了，问问我有没有丢东西。后来我发现我放在大木箱子里的100元钱被偷了（当时是20世纪90年代末，高中一个月生活费是150元钱），心中非常恼火。由于没有生活费，我那个周末就从县城回家去拿生活费。回到家告知父母回家的原因，我父亲知道后并没有说什么，而我母亲脸色非常不好，非常严厉地责备我没有把那100元钱保管好，而且之后再三追问与责怪。我当时的心情非常抑郁，痛不欲生，本来丢了钱我已经很自责了，而且不是我有意造成的，却被如此责怪。现在我想起这件事，心中都会感觉仿佛有一团被模具压制的铅块（当时的情况，我们每月的生活费都是母亲出去借来的，我们家在农村，经济来源有限，借的钱都靠种地的收入来还，这个钱的来之不易导致母亲对我的责备之深）。

上述的事情在我成长过程中是比较重大，是立即能从我记忆里蹦出来的，还有很多细小的事情。因为我在家里是老大，小学五年级就开始学做饭，上初中后放假的日子里，父母早上很早出去干农活，我就负责在家里做饭、洗衣服、干家务。有时候睡觉睡过了头，父母干完农活回家没饭吃，我就会受到责备。其实我心里也不好受，但是非常无奈和迷茫。很小的时候我就想：为什么自己没有出生在县城里？人生就是这样痛苦的吗？难受我这辈子也要接着受父母亲所受的苦？

反观我成长中的经历，许多像丢钱这类事情导致的被父母责备，形成了我的思维模式：内心中特别恐惧出现坏的情况，不管是故意的还是无意的。因为被最亲的人责备的感觉让我痛不欲生、无地自容，所以在生活工作中不断关注自己是否将要犯错，是否已经犯错，事情是否变坏了，成了强迫性反应。

我们强迫性关注我们的胃部是不是灼热、心跳是不是变快了或跳空了，这个思维模式其实就是我们潜意识在强迫性地不断关注事情是否已经变坏，胃是否出问题了，自己是否生病了。当我们陷入这种持续性担心与恐惧的情绪中不能自拔时，就丧失了面对和解决它的勇气。

如何缓解强迫性担心

1.对自己的身体要有正确的认知。

你现在关注一下你的右脚大拇指，它是不是热的。正常情况下我们是不会关注右脚大拇指是不是存在，对胃也是如此。很多时候的感觉是因为我们过度关注导致身体这个部位的感受被加强了。

2.找权威的医疗机构去做检查。

当你身体各方面的感受过于难受时，一定要找你认可的权威的医疗机构去做检查，确认不是生理方面的问题。

3.适当转移注意力。

我在焦虑症惊恐最严重的时候，心悸（心跳很快，感觉心脏时不时跳空）症状比较明显。去医院检查，心脏方面没有什么问题。后来我明白了，当我们注意力过于集中地担心心脏跳得过快时，因为过度紧张、过于集中注意力于心脏，心脏反而越跳越快，进入一个恶性循环。此时可以通过看一些轻松的电视节目或做一些自己喜欢的事情适当转移注意力。

4.选一个适合自己的锻炼方式。

选择一种比如慢跑、太极、瑜伽、禅定打坐等非激烈的运动方式。生命在于运动，当你把一个锻炼方式坚持下来后，你会觉得从生理到心理都非常健康、愉快和自信。

5.如果上述方法不能有效地解决"强迫性担心"这个症状，那就需要用更系统的治疗焦虑症的方法，可参看本书第二部分《焦虑对治"道法术"》。

不明原因的肌肉跳动

我在焦虑症被诊断前就经常有明显的肌肉跳动症状，一般表现在下肢。在焦虑症严重期间，肌肉跳动明显频繁。后来焦虑症痊愈之后，肌肉跳动症状几乎没有了，并不是完全消失了，而是恢复到正常水平。

曾经有一段时间我一直认为肌肉跳动的症状虽然是一种病，但不影响生活，不痛不痒，于是没有去特别在意。有一次我和几个同事聊天，有同事主动说起自己有明显肌肉跳动的情况，而且好几个人表示有同感。后来体检时问大夫，大夫说这是正常情况。

至于焦虑时的肌肉跳动比较频繁的情况，就很好理解了，焦虑症会导致情绪比平时更紧张，所以会促使肌肉跳动变得频繁。

我在网上搜索了一下"肌肉跳动"这几个关键字，发现针对这种情况提问的人还不少，我把我认可的一段话抄在下面，供大家学习参考。

"肌肉跳动在大多数的情况下不需要太在意，肌肉的跳动是一群肌肉细胞收缩所引起的，在医学上称为肌束颤动。肌束颤动的面积大小、颤动幅度可不相同，小颤动能感觉到但是看不到，较明显的颤动用肉眼就可以看出来。大部分肌肉跳动找不到确切的原因，但无须太焦虑，它常在疲劳或压力比较大时出现，喝茶或咖啡也可出现，少数人可能是体质因素而容易常出现，这种跳动大部分是间歇性的。如肌肉跳动并没有伴随着肌肉的无力与萎缩的话，肌肉跳动通常是良性的。许多人曾经有过眼皮跳动，其实就是一种良性的肌束颤动。"

　　如果大家对自己的肌肉跳动的症状不放心，还是要尽早去医院做检查以便确认。

第二部分

焦虑对治"道法术"

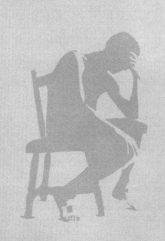

第一节　焦虑对治

从焦虑的恶性循环如何跳转到良性循环

为什么大多数焦虑症难以从泥潭中走出来呢？

自从我开始治疗焦虑症以来，我的身体状况越来越好，最大的心得就是慢慢脱离了坏的情绪（心理）影响身体（生理）的恶性循环，跳转到良性循环的轨道上去了。

以往的恶性循环是这样的：

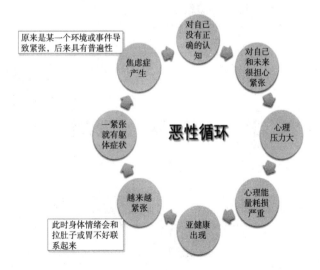

　　随着年龄的增长，生活和工作压力越来越大，有些人觉得自己承担不了自己的未来，同时通过外界（媒体、朋友述说）得到很多关于压力影响身体的信息（亚健康），于是内心总感觉身体越来越差。当某次得了小毛病时，内心愈发确认了身体差的信息，内心愈发焦急，对去医院检查也非常恐惧，经常无名的烦躁，情绪低落，心理的焦虑影响了小毛病愈合的速度，个人对身体健康的信心逐渐下降，不好的情绪又影响了身体的免疫功能。

　　经历过多次的紧张，身体的情绪会将紧张与身体的某次生理事件形成无意识性关联，比如一紧张就胃痛、拉肚子或头皮发麻。

　　良性循环是这样的：

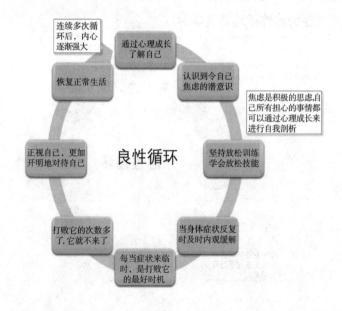

我们应该科学的认识到人体的机能是无限大的，人体每天都在排毒，每天都有免疫细胞产生，我们平时要注意饮食健康清淡，晚餐少食。通过心理成长，了解自己，慢慢建立自己的信仰，树立合理的工作和生活目标，建立多个兴趣圈子（打球、爬山、喝茶、聚会），找到适合的放松渠道。当得知自己生小病时（吃五谷杂粮，没有不生病的），积极找正规的医院治疗，心理上不要过多将生病与各种原因挂钩。慢慢地你会发现活得越来越快乐。

正确的认知＋强大的心力

我在网络上更新文章的同时也在不断通过微信与新接触的焦友沟通，也一直在反省自己帮助大家的方法。我发现有一个现象，大家在刚看到我的文章时，觉得看到了救星，一方面是因为有我这个焦虑恢复的案例，另一方面是我写的方法与告诉大家面对焦虑的理念非常正能量。但一段时间后大家还是恢复到原来的状态——孤独、迷茫、焦虑、痛苦的自己。

当然也有一小部分的焦友及时给我正面的反馈，当迷茫时，他们会反复阅读我的文章，每读一次都能重新拾起信心，坚持使用我文章里面的方法，情况在一天一天好转。

于是我在思考，到底是什么原因使大家用不起来我的方法，难道是方法不好吗？我的方法只适用于我自己吗？到底有没有更好的方法能帮助大家呢？

最近几天我看到一段采访龙泉寺的视频，里面的法师说道"人的心是有力量的，心力是可以训练的，就如身体肌肉训练一样"。我的脑子里突然闪现灵感：战胜焦虑，除了要有正确的认知，还要有强大的心力。正确的认知就像一个锋利的工具，大多数焦友看到我的文章后觉得是好工具，觉得找到救星了，希望我能把他们给治好。但实际情况是，焦虑症对治主要是靠自己，这把工具也得靠自己拿起来反复地纠正自己思维模式上的错误，才能治愈。

所以问题显现出来了，工具是好工具，这一点我非常有信心，但大多数人心力不够，不具备拿起这个工具的心力。所以大多数人看到我的文章先是兴奋激动，然后是失望，最后是不动，因为拿不动我给的这个工具。

那么什么是"心力"？我查了百度百科的解释，我并不是完全认同，我对心力的直接解释是"心的力量"，为了让大家更好地理解，我把我对心力的认识从几个角度说给大家。

1."制心一处"的力量

"制心一处，无事不办"出自《佛遗教经》，直译的意思是把心止在一个地方，其力量是无穷的，"制心一处"也可以指禅修中的"修止"。我们常听说"心静下来后，烦恼就少了"，但我们仔细体会，发现脑子里会不断有念头，睡觉的时候也是如此（表现为做梦），当把心止在一个地方时，烦恼也就少了，但是非常难，所以佛祖释迦牟尼告诉了大家"修止"的禅修方法，通过这个方法是可以达到制心一处境界的。

2.及时"反省"的力量

加州大学旧金山分校心理系教授本杰明·李贝特（Benjamin Libet）进行了心理科学实验，他使用脑成像（EEG）来检测被试者的脑活动信息，同时要求被试者随时报告自己动作发出的意向。结果发现，大脑在个体报告发出动作意向之前几百毫秒之前就已经产生了相应动作的脑活动。2007年，海恩斯（Haynes）——柏林计算神经科学伯恩斯坦中心的一名神经学家，他做了一个实验：他给志愿者安上大脑扫描仪，并让他们观看屏幕上随机显示的字母。他告诉参与者可以随时按下左手或右手食指下的按钮，并且记住在做出这个决定时，屏幕上出现的字母。通过功能性磁共振成像（FMRI）技术，研究者能揭示出大脑在面临选择时产生的活动，实验结果让所有人都大吃一惊。

"当时我们的第一个想法是，得重新检查一下结果的真实性，"海恩斯说，"于是我们又更加细致地检查了一遍。"有意识地按按钮的决定通常是在做出按按钮这个行为之前约一秒做出的，但是研究小组发现的一种大脑活动模式，似乎能在长达7秒之前预示决定行为的发生！也就是说，早在主体意识到他做出这个决定之前，大脑就已经自己做出了决定。

上述心理科学最前沿的实验得出的结论是，人是不具有"自由意志"的，在你一生中，任何主观决定，也就是自由意志，都不是你主动自由做出的，都是"幕后操控者"给你做出的，你只能接受它带给你的结果。从微观的神经科学角度看，我们每一个念头都不是"自主"的，上升到宏观层次的心理学角度，思维模式的改变是非常难的，这也是焦虑症难治的症结所在。

只有"反省"才是自由意志，反省可以让大脑在脱离外在环境刺激情况下（焦虑症的各种症状），综合所有知识经验，重新修正、设置脑内引发这一反应的神经程序，以便在下一次遇到同样刺激时，做出适应性的正确反应。就是说，反省让我们拥有自由地重新设置脑内神经程序应对某一外界刺激的能力。

3.掌控自己情绪的能力

直接从字面意思上去理解，可以理解为情商，因为比较容易理解，在这里就不展开叙述了。

心力如何训练？方法是什么？方法就是佛祖传下来的禅修。

最近我在反思我教授的方法时，我也一直在回忆和总结在帮助我痊愈的全部方法中，还有哪一个没有告诉大家，后来发现虽然禅修已经告诉大家了，却没有重点说，而且具体的方法也没有详细讲，将在后面文章中介绍具体的禅修方法。

第二节　焦虑对治"道法术"之"道"

我的世界观，做任何一件事情，都要搞清楚为什么做，以什么原则做，什么时间、地点，怎么做，其中"为什么"以及"以什么原则"就是"道"了，也就是方向。

对治焦虑症是一场持久战，方向就显得非常重要，还有我们以什么心态，秉持什么样的原则，这些都是"道"。

什么是道法术？我用下面的这张图片分层来表示。

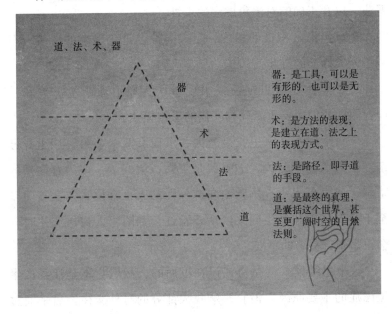

道、法、术、器

器

术

法

道

器：是工具，可以是有形的，也可以是无形的。

术：是方法的表现，是建立在道、法之上的表现方式。

法：是路径，即寻道的手段。

道：是最终的真理，是囊括这个世界，甚至更广阔时空的自然法则。

今天我们先来说"道"。

在对治焦虑症之前，我们要先扫清障碍，确认敌人是谁。我们身体不舒服的地方，要到医院全面细致检查，确认生理上没有问题。如果生理上有问题，请一定要听医生的建议去治疗。

然后是到专业的精神科去测试是否得了焦虑症。我2010年就是去位于北京北四环学院桥东南角的北医六院确诊的焦虑症。

因为我不是医生，有焦友问我到医院做什么检查项目，以及吃哪个西药或中药好不好，抱歉我无法回答。我现在告诉大家的，是对我的亲身经历梳理总结出来的经验。

对治焦虑症的"道"，也就首先要树立正确的对焦虑症的看法，以及正确的对治焦虑症的思维：

一、焦虑是积极的思虑，是人类社会进化出来的情绪，有利于人类社会的进步。

二、焦虑症是思维模式出现错误，和生理产生了关联反应，因此我们需要重新建构我们的思维模式。

拿我举例，在家里我是老大，下面有两个弟弟，从小我母亲在外人面前总是说，如果我是个女孩就好了。因为有这样的暗示，我做事胆小，腼腆内向，外面的人也常说我像女孩。以至于我到高中和女生同桌讲话还脸红，和陌生人初次交往时，会很紧张，莫名的不安。

这个思维模式就是有错误在里面的，虽然它不是让我产生焦虑症的主要原因，但它影响我大部分的对外交往。后来通过在现实生活中努力实践，与女性交往的恐惧消失了，再后来通过心理成长、学习知识、重构思维模式、重构我对世界的认识，现在我可以面对几百人几千人即兴演讲。

三、自己的刀削不了自己的把。我们的"思维模式"就是我们自己，我们用它在思考问题，看待世界。自己看不到自己的错误，需要心理咨询师或心理成长老师带领大家去反观自己。当你被老师问到有点愕然的时候，你需要好好体会一下你的愕然，然后问问自己："为什么会这样？"

四、焦虑症治疗是一场持久战，大家要带好思想的帐篷以及干粮和水，与同行的焦友一起互相鼓励，沿着正确的方向，跟随着老师，每天进步一点，迟早你都会到达正常生活那一天，从此远离焦虑症痛苦。

此时此刻，请你跳出"自己"，与"自己"相向而站，对着焦虑紧张痛苦的"自己"，非常虔诚地下跪磕头。从此，你和"自己"是最亲密与坚强的战友。

第三节　焦虑对治"道法术"之"法"

"道法术"之"法"

　　"道法术"中的"法"和"术"其实都可以理解为方法，"法"更偏向于时间周期较长的方法，是路径；而"术"偏向于时间点的方法。我认为，"法"和"术"都是指方法，区别在于运用的时间长短。

　　焦虑症是错误的思维模式导致的生理上的躯体症状并形成了关联反应，这一点在我的文章《焦虑症的身体症状》中进行了介绍。我从另一个角度分解了这种关联反应的思维模式，里面有对某个环境的害怕、恐惧、紧张、灰心（因这个病还没好而灰心）、难受等。

　　治疗上述分解了的错误的思维模式，需要在一条人格重生的路径上，反复使用以下思维方法。

　　对治紧张和难受的感觉，需要掌握主动放松的技能（参看我的文章《术：21天放松训练》），经过21天每天20分钟的放松训练后，你就掌握了主动放松的技能。以后每天你都可以从头到脚进行一次放松（当然不用重复放松训练的每一个动作了，之后的放松方法我会在后面的文章中发布出来）。虽然现在我的焦虑症已经好了，我在睡觉前（飞机上、火车上、办公室、家里），仍会进行一次放松，这会加快我进入睡眠的进度。

我在对治焦虑症的一年半时间里，躯体症状的发作还是存在，只不过频率越来越低。在这个过程中，我在佛学老师的教导下，永远秉持一个信念，每当焦虑躯体症状来袭时，就是我打败它的最好时机，打败的次数多了，它也就不来了。每次躯体症状来袭时，我都会用内观的方法来对治它，内观不同于以往用转移注意力来缓解躯体紧张症状的方法（其实转移注意力是使劲用另一个力量来控制焦虑的力量，自己和自己较劲），而是采用意向的方法来面对身体紧张，放松对身体紧张的控制，紧张就会自己消失。

学习知识，树立正确的人生观、世界观。在焦虑症慢慢恢复的过程中，我们还需要通过学习，正确地认识自己，了解我究竟是谁，想要什么样的人生，秉持什么样的人生态度，这个世界到底是什么，我们如何看待这个世界，如何看待身边的人和事，如何看待爱情、婚姻、孩子、教育、事业等。当我们活得越来越透彻时，内心会越来越勇敢。

有了正确的人生观、世界观，信心也随着增强。平时每天的生活里，也可以以口号的形式鼓励自己，增加信心。在焦虑症期间，我每天早上会在内心里对自己说四句话："刚毅果敢，坚定信心，勇往直前，无所畏惧！"

我现在每天早上起来，也会习惯性对自己说："你非常厉害，非常棒！"这样精神百倍地去面对每一天。

当你人生信心越来越强时，焦虑症就会离你越来越远。

躯体症状痛苦到极点，也要昂起我们的头颅

当躯体症状来临时，我们要用观照的方法来对治它（请看我的文章《焦虑对治"道法术"之"术"——观照躯体症状》）。从现在的时点往前看，我的焦虑症在逐渐好转的过程中，躯体症状发作的频率越来越低，但这个频率的频次需要以三个月为周期去计量才能看到效果。

在掌握了对治焦虑症的方向之后（请看《焦虑症对治"道法术"之"道"》），我们要做的就是坚定信心，不断地去观照躯体症状，让它消失。

有的焦友就问了："我的焦虑症持续的时间太久了，每次躯体症状来临时，让我又一次彻底灰心。这种折磨让人痛不欲生，我该怎么办？"

首先是要学会观照躯体症状的方法；其次，要尽快知道自己为什么焦虑，是什么潜意识影响了自己；最后，最重要的还是要不断地坚定信心。我提出的对治焦虑症的"道法术"就是在讲对治焦虑症的系统方法，大家要反复理解，深刻领会。

最好的坚定信心的时机，就是你躯体症状又发作时、你又一次灰心丧气时、在你觉得最困难的时候、被折磨得精疲力尽时，你一定得记住，再难也要昂起你的头颅！

通过和焦友的咨询对话，让我想到这个题目，同时我脑子

里想起我曾经看过的周星驰导演及主演的电影《功夫》中的一个片段：

　　周星驰饰演的星仔，从精神病院把火云邪神救出来，火云邪神和包租婆夫妇三人扭打到了一起。斧头帮老大琛哥让星仔拿木棍对打包租婆夫妇。

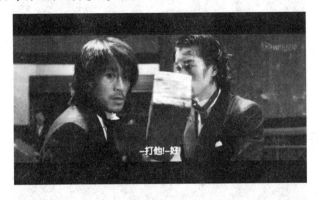

　　星仔善意暴发，拿木棍打了坏人——斧头帮老大琛哥。

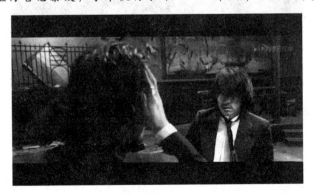

后来星仔把木棍朝火云邪神挥了过去。

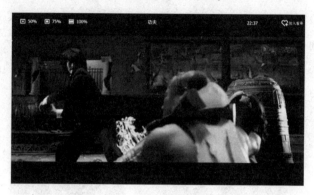

火云邪神怒了。

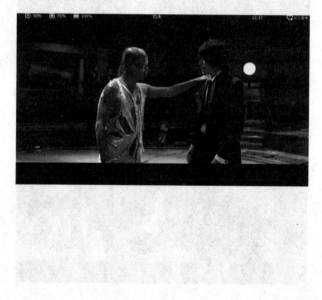

火云邪神把星仔狠狠地揍飞了。

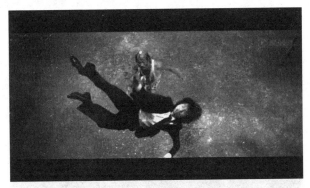

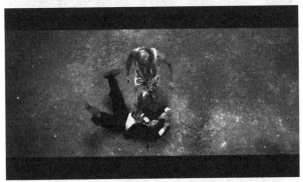

奄奄一息的星仔用仅存完好的手够向木棍。

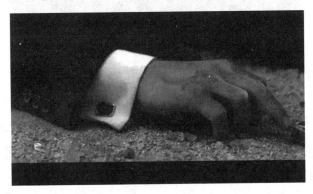

星仔昂起头，用尽最后的力气举起木棍狠敲了火云邪神的头。

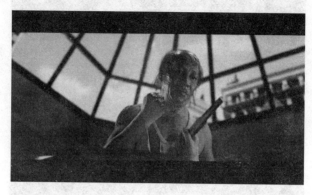

星仔打败了敌人。

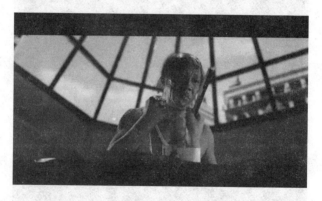

我希望大家痛苦到极点，灰心到极点时，也要昂起头颅，像《功夫》电影中的这个片段中星仔的状态，用尽最后的力量举起小木棍伸向敌人（在《焦虑症对治"道法术"之"法"》中提到，每次躯体症状来临之时，你就当它是敌人，打败敌人的次数多了，它就不来了）。

第四节　焦虑对治"道法术"之"术"

术：21天放松训练

你现在去感觉一下你的小脚趾，这时你才发现了它的存在。你现在去感受一下你的右脸，你发现它是紧绷着的。当你有意识地去放松它时，它就真的放松了。

我想说的是，放松也是一项可以学会的技能。如何练习呢？实际很简单，就是通过体验肌肉的紧张与放松，进而学会控制肌肉放松就可以了。

训练21天可以让放松成为一种习惯，21天之后，你就可以放弃训练，掌握快速的放松技能了。

第一步　体验紧张与放松

将你的右手握成拳头，将拳头攥紧些，再紧些，然后感觉一下手和前臂的紧张状态，让这种感觉进入手指、手掌和前臂，然后再放松你的手，注意紧张和放松之间的差异。注意，当放松你的手及手臂时，当紧张感流走时，你要记住这种放松后的"舒服感"，就如一个篮球运动员，每当篮球被投进篮筐后都会记住自己手是如何"用劲的"一样。

如果你体验了这个放松的练习，你就会注意到手和前臂不能在同一时刻即放松又紧张。换句话说，放松与紧张是互不兼容的。你会注意到，你指示手紧张起来，然后又引导它放松。你可以用意念控制一个肌肉群（如手和前臂）以某种特别的方式进行响应（紧张和放松）。总之，就是要你学会控制放松身体的每一块肌肉。从另一方面看，训练肌肉放松和学骑自行车也差不多。

第二步 基本动作和过程

1.右拳头：握起右拳，前臂向肩部弯曲。现在将拳头攥得紧一些，再紧一些。现在开始体验拳头和整个手臂变得越来越紧张，体验一下这些紧张，再体验一下这些紧张（体验3秒钟）。

现在松开拳头，放松右手及手臂到床上，去体验一下右手及整个右手臂放松后的舒服感、沉重感和虚无感。再去仔细体验一下沉重和舒服的感觉（体验5秒钟）。

2.左拳头：握起左拳，前臂向肩部弯曲。现在将拳头攥得紧一些，再紧一些。现在开始体验拳头和整个手臂变得越来越紧张，体验一下这些紧张。再体验一下这些紧张（体验3秒钟）。

现在松开拳头，放松左手及手臂到床上，去体验一下左手及整个左手臂放松后的舒服感、沉重感和虚无感。再去仔细体验一下沉重和舒服的感觉（体验5秒钟）。

3.肩部：耸起你的肩膀，向耳部靠拢。体验一下肩部的紧张感。再体验一下紧张（体验3秒钟）。

现在让肩部放松，注意体验肩部放松后的沉重、舒服的感觉。再体验一下沉重和舒服的感觉（体验5秒钟）。

4.眼睛与额头：现在闭上眼睛，皱起你的前额和眉头，紧闭你的双眼，体验一下额头、眼睛及周围肌肉的紧张（体验3秒钟）。

现在放松你的额头、眼睛及眼睛周围的肌肉。注意体验这些部位放松后的沉重、舒服的感觉。再体验一下沉重和舒服的感觉（体验5秒钟）。

5.舌头和咀嚼肌：现在咬紧牙关，让你的咀嚼肌紧张起来，并将嘴角向后移动，去体验一下咀嚼肌的紧张。再体验一下这种紧张（体验3秒钟）。

现在放松这些部位，去体验一下放松后的舒服感。再去仔细体验一下沉重和舒服的感觉（体验5秒钟）。

6.紧闭嘴唇：现在紧闭双唇，体验一下嘴部周围肌肉的紧张。再体验一下这紧张（体验3秒钟）。

现在放松那些肌肉，体验一下嘴和整个脸部肌肉的放松。你的脸像你的拳头一样放松了吗？（体验5秒钟）。

7.头部：现在将头向床上用力地靠，你会体验到头皮和后颈部的紧张，再仔细体验一下这紧张的感觉（体验3秒钟）。

现在放松头部、后颈部，体验一下头部、颈部放松后的沉重和舒服感。你的头部、颈部会变得越来越沉重、越来越舒服。再仔细体验一下这沉重和舒服的感觉（体验5秒钟）。

8.前颈部：现在将下巴向胸靠，头向前伸，看看能否将下巴接触到前胸，体验一下下巴和颈部肌肉的紧张。再仔细体验一下这紧张的感觉（体验3秒钟）。

现在放松头部、颈部。体验一下下巴、颈部肌肉放松后的沉重和舒服感。再仔细体验一下这沉重和舒服的感觉（体验5秒钟）。

9.背部：现在将你的背向后弯曲，挺出胸部和腹部。你能感受到背部的紧张吗？体验一下这种紧张。再仔细体验一下这紧张的感觉（体验3秒钟）。

现在放松你的背部，让它沉沉地压在床上，去体验一下放松后背部的沉重和舒服的感觉。再仔细体验一下背部的沉重和舒服的感觉（体验5秒钟）。

10.胸部肌肉：现在做一次深呼吸，让空气充满你的胸腔，憋住这口气，去感觉一下胸部肌肉和腹部肌肉的紧张。再仔细体验一下这种紧张的感觉（体验3秒钟）。

现在放松，自然地呼出空气，感觉一下放松后胸部及腹部的舒服感。再仔细地体验一下这种松弛、舒服的感觉（体验5秒钟）。

11.腹部肌肉：现在将注意力放在腹部，绷紧腹部肌肉，去体验一下腹部肌肉的紧张。再仔细体验一下这种紧张的感觉（体验3秒钟）。

现在放松你的腹部。去体验一下放松后腹部肌肉沉重和舒服的感觉。再去仔细体验一下这些感觉（体验5秒钟）。

12.臀部：现在努力收紧臀部肌肉，向地板上压，仔细体验一下臀部肌肉的紧张（体验3秒钟）。

现在放松那些肌肉，体验一下放松后肌肉的松弛和舒服的感觉。你会感觉到臀部越来越沉重、越来越沉重地向床上压去。再仔细去体验一下臀部的沉重、舒服的感觉（体验5秒钟结束）。

13.右腿：向上抬起你的右腿30度，去感觉一下大腿肌肉绷紧的感觉。再去仔细体验一下这肌肉的紧张，越来越紧张（体验3秒钟）。

现在放松右腿到床上，仔细去体验大腿放松后的沉重、舒服的感觉。再仔细体验一下大腿肌肉沉重、舒服的感觉（体验5秒钟）。

14.左腿：向上抬起你的左腿30度，去感觉一下大腿肌肉绷紧的感觉。再去仔细体验一下这肌肉的紧张，越来越紧张（体验3秒钟）。

现在放松左腿到床上，仔细去体验大腿放松后的沉重、舒服的感觉。再仔细体验一下大腿肌肉沉重、舒服的感觉（体验5秒钟）。

15.右脚：现在注意你的右小腿和脚，将右脚尖尽量朝上勾，使你的小腿肌肉绷紧，好像有一根线正在向上牵拉你的脚尖。现在仔细体验一下小腿肌肉和脚部的紧张。再去仔细体验一下这种紧张（体验3秒钟）。

现在放松右脚及右小腿，去体验一下放松后肌肉的松弛和舒服的感觉。你会感觉到你的脚和小腿变得越来越沉重、越来越舒服地向床上压去。再去仔细体验一下这沉重、舒服的感觉（体验5秒钟）。

16.左脚：现在注意你的左小腿和脚，将左脚尖尽量朝上勾，使你的小腿肌肉绷紧，好像有一根线正在向上牵拉你的脚尖。现在仔细体验一下小腿肌肉和脚部的紧张。再去仔细体验一下这种紧张（体验3秒钟）。

现在放松左脚及左小腿，去体验一下放松后肌肉的松弛和舒服的感觉。你会感觉到你的脚和小腿变得越来越沉重、越来越舒服地向床上压去。再去仔细体验一下沉重和舒服的感觉（体验5秒钟）。

第三步　深入放松下去

通过一段时间的训练后，你就会掌握主动控制身体各部位肌肉进行放松的技能了。再下一步，你要将各个放松的部位连接起来进行放松。可以将身体分为四个部分。1.左右手、前臂、肱二头肌。2.脸部、颈部肌肉。3.胸、肩、背部、腹部肌肉。4.左右大腿、小腿、左右脚。

熟练后，也就是当你已不用去体验什么紧张和放松的感觉时，你只需用一个由上到下意念放松：从头部、颈部、双臂、双手、胸部、腹部、腰部、臀部、双腿、一直到脚尖，一气呵成地放松全身就可以了。

再进一步，也就是放松于无形，部位概念早已消失了，一念通体就彻底放松了。在完全放松的状态下，你只要不断加强和重复放松的意念，自然就会越来越进入深沉的状态中。

你会体验到什么？

在"非常深沉的放松状态中"，你会感到自己坐着像一座重重的泥像，躺着亦是一个躺着的泥像，心灵好像从身体的躯壳中脱离出来了，手、大腿、身体，好像都不见了。你也会体验到身体的沉重感、温暖火热感、舒服痛快感、虚无感和身体漂浮起来的感觉。

这就是基本的放松方法。

21天放松训练之后的一念放松

以上方法我建议大家进行21天的每天20分钟的放松训练，要认认真真、完完整整地去完成。

21天之后，不管你是否相信自己已经掌握了放松的技能，你的潜意识里已经具备了这项技能（因为经过21天习惯形成的周期，你已经掌握了紧张与放松的区别）。

那么接下来，我们开始一念放松。你的放松不再需要重复放松训练的步骤，只需要按以下步骤就可以放松全身了。当你越来越熟练时，甚至可以达到一分钟内快至15秒内完成：

开始眼睛似看非看于眼前1～2米处的虚空中，做一次深呼吸。想象从虚空中聚集过来一股清爽洁净、如水流一般的清清亮亮、乳白色的"宇宙能量流"，然后缓缓浇注到你的头部（注：宇宙中并不存在这种"能量流"，之所以要去这么想象，是因为这样的暗示对放松的效果最好），接着想象这股所谓的"能量流"沿头顶向头部四周漫流，进而漫流到额头、双耳、后脑，继续向下漫流到眼睛及周围的肌肉、双脸颊肌肉、鼻子、嘴唇、下颌及颈部。"能量流"漫流过的地方，想象那些部位的所有的"紧张因子"都融入了此流之中，那些部位的肌肉也全部都跟着放松下来，而变得十分舒服、清爽和虚无。

继续想象这清爽洁净的"能量流"带着头部"紧张因子"继续向下、同时漫流到颈部、双肩、双臂、胸部（包括此部位的内脏器官）、背部、腰部、腹部和双手。"能量流"漫流过之处，所有的"紧张因子"都融入了此流之中，这些部位的肌肉随即跟着放松下来，进而变得十分沉重、放松、清爽、舒服和虚无。

继续想象这洁净舒爽的"能量流"带着"紧张因子"继续向下，漫流到臀部、髋部、尾骨、会阴部及大腿根部，然后是漫流过双大腿、双小腿和双脚。"能量流"漫流过之处，所有的"紧张因子"都融入了此流之中，这些部位的肌肉随即跟着放松下来，进而变得十分沉重、放松、清爽、舒服和虚无。

最后想象这已经有些混浊的"能量流"带着你身体上所有的"紧张因子"从脚心处流入地底下，一去永不复返。你的整个身体随之变得非常清爽、洁净、沉重、舒服、温暖和越来越虚无。

以上想象清爽洁净的"能量流"清洗全身"紧张因子"的过程，一开始也许需要用三分钟的时间，但是经过一周的练习，这个时间就可以控制在一分钟内完成，经过一个月的训练，你就可以控制在15秒内完成。

希望大家都拥有这样的技能。

心理咨询及心理咨询师

曾有不少焦友向我反馈过心理咨询的情况，有几个心理咨询的效果不是很好，让他们更加恐惧心理咨询，不敢再去做心理咨询。那么如何找到好的心理咨询师？如何判断适合你的心理咨询师呢？我来说说我的经验。

我在心理咨询时的状态

我患焦虑症时，第一次心理咨询时，咨询师就让我学会了观照的方法，缓解了当时被激起的躯体症状，首次咨询就建立起了我对心理咨询师的信任。

我当时是每周咨询一次，每次1.5小时。心理咨询在封闭的环境里，一般咨询室里会设置一个沙发式的躺椅，除了躺椅，还有两排沙发，中间有一个茶几，茶几上放着手抽纸巾。

我在做心理咨询时，相比来说，我比心理咨询师说的话要多，心理咨询师倾听更多，他会拿一个本做记录。极少的时候，我和心理咨询师在1.5个小时的时间里，一句话都不说，静静地待着，我觉得这样和咨询师待着，我在1.5小时里自己反省，效果也不错。

在做心理咨询时，心理咨询师多次让我进行自由联想，具体的方法是：先做全身放松，然后闭上眼睛，把脑子里浅层面所想到的、所回忆的、所看到的事物说出来告诉心理咨询师。心理咨询师会在关键点时追问，或告知我他所看到的。

什么是自由联想？精神分析技术，创始至今的一百多年的验证中，实际的核心技术只有一个——自由联想。自由联想就是让患者舒服地躺在沙发上，然后通过患者开始时想着自己的症状为线索，进而毫无顾忌地说出患者脑中的任何想法，无论这想法看起来多么荒谬可笑，甚至不可思议。

在一年半的时间里，除了自由联想，心理咨询师还给我做过一次催眠，但我感觉催眠的深度并不够，这和心理咨询师关系不大，主要是当时我内心的阻抗较大，还做过两次沙盘模拟（在沙盘上用卡通小玩偶的摆放来体现你认为你的家庭关系，然后心理咨询师做分析）。还有多次，我把前一周印象比较深刻的梦拿出来让心理咨询师分析。剩余的心理咨询情况，是我提前一周把想问的问题想好（我被心理咨询师挖掘出来的两个潜意识，有一个是我提前一周的时间里突然回忆到，然后觉得有必要和心理咨询师去讲述一下），直接去问心理咨询师。

心理咨询的作用是如何体现的

用一个比喻说明一下：

假设两个人之间隔着一堵无法逾越的墙，其中墙那边的一个人要把绘制在一件大花瓶上的藏宝图传示给墙这边的一个人。然而墙上只有一个像碗口一样大的小洞，怎么将藏宝图传示过来呢？墙那边的人通过思考后，他把花瓶打碎了，然后他把花瓶碎片一片一片地传递了过来，而墙这面的个人就凭借技术复原整个花瓶，由此就获得了藏宝图。

以此为喻，来访者（也就是患者）的潜意识就是打碎花瓶者，洞口就是社会规范（法律和道德）所允许的限制通道，被压抑的本能欲望试图通过"打碎"的方式通过洞口，而心理咨询师就是墙这边拼接花瓶的人。

因此，凡是蹦到一个人脑中的思想都不是本能欲望的直接表达，本能欲望为了能够实现自己，会通过伪装和打碎自己的方式通过社会规范允许的洞口。心理咨询师要做的工作就是将看似毫无意义的思想碎片一片一片地拼接出来。心理咨询师更像是一位拼接瓷片的考古学家，进而洞察出来访者潜意识中的真正秘密。

在心理咨询过程中，患者仅仅通过自由联想的过程就会治愈大半的心理疾病。当然在治疗期间，心理咨询师在适合的时机进行提示和引导起着关键作用。心理咨询师通过与患者不断重复地进行自由联想，挖掘患者的精神之痛，帮助来访者将导致疾病的潜意识以及导致自己出现病态潜意识的病因找出来，完全意识化，然后彻底删除错误的潜意识。当然不用刻意删除，因为完全意识化的当下，错误的潜意识即被彻底删除，就像用橡皮擦除字迹一样。由于心理咨询师的鼓励和强大的暗示作用，患者会将脑中错误的潜意识通过不断意识到，也就是不断地擦除的动作而最终擦除掉。所以长期治疗，或者说长期进行心理咨询——精神分析的另一个非常重要的作用是"不断重复擦除错误的潜意识"。当通过心理咨询师与患者的共同努力，让患者完全意识到自己的错误时，心理疾病也就获得了彻底治愈。

通过心理咨询治疗的难点

通过心理咨询治疗的第一个难点在于，一个人在意识上，是很难相信自己的某一特定心理行为是由自己脑中的某一个自己根本不知道的想法（潜意识）所引起的（自己看不到自己）。尤其在心理疾病中，某些致病原因是违背常理和人们日常思维逻辑的，而这更让人无法相信和接受。

例如，我患焦虑症时的躯体症状中的手麻脚麻，到现在我也没完全记起手麻脚麻到底是如何和我的两个潜意识联系起来的（看我的文章《我被心理咨询挖掘出来的两个潜意识》）。只是现在完全好了后，反观我过去，确实我的坐姿是经常有问题的，坐姿造成了手麻脚麻，但因为太关注当时所办的事情了（例如开会要发言），很容易忽略这些生理现象。长此以往，情绪和生理现象产生了关联。

第二个难点在于获得正确的修正。凡是在你意识到自己犯了某个错误的时候，那么你的暗示系统都获得了修正。我们在此刻要反观一下，是什么让我们意识到了错误，是我们自己的认知。那么我们的认知原本是否正确呢？如果不正确，它会将我们向更坏的方面进行修正。

所以在心理咨询的同时，我更加精进地学习和修证佛法。我认为佛法的第一义（空），让我更加正确地认识这个真实的世界，更加积极地对待生活，更加善良地对待世界。佛法第一义，是不去解释和认同是否有神仙或鬼魂，是不去论述前世今生轮回转世。了义经《金刚经》有述："一切有为法，如梦幻泡影，如露亦如电，应做如是观。"

第三个难点在于来访者的意志与勇气。当我把治愈的过程写到百度贴吧后，很多焦友来找我帮助，希望我有力量把他们从焦虑症中拉出来。我用尽了我的心思，却发现帮助大家的效果并不明显。我经常对焦友们说，得了焦虑症就如同掉进了焦虑症的坑里，我是掉到坑里爬上来了，有掉下去又爬上来的经历和经验。当我在坑里时，我也是在心理咨询师的引导下，自己努力克服困难，通过修证佛法坚定意志，不断地打败躯体症状的痛苦，不断地反省自己深层次的错误，删除错误的潜意识，自己爬了上来。有些焦友希望我能下到坑里把他们抱出来，实际是实现不了的。这不是一个现实的坑，是大家心理的坑，我只能把我真实的经历告诉大家，把方法告诉大家，用我的例子给大家点一盏明灯，让大家知道焦虑症是可以治好的，让大家在灰心的时候，通过想起我的事例再燃起内心对治焦虑症的熊熊火焰。

"坚定信心，刚毅果敢，勇往直前，无所畏惧！"这是我对治焦虑症时的座右铭，也是我治愈焦虑症后人生的座右铭。

心理咨询费用较高的原因

一、对于治疗生理疾病的效果来说，一瓶药物就可以解决问题了（如感冒）；而对于心理治疗的效果来说，很大因素取决于心理咨询师本身的学识修养和其应用的技术是否是十分高明的，因此，人的工作费贵于药品。

二、因为心理咨询师要长期对你分享给他的痛苦、焦躁和绝望进行全部接收并做出细致地分析，这会耗损咨询师大量的精力和时间，因此一个内科医生每天可以诊治几十个人，而一位心理医师只能接待几个人。即使是高明的心理咨询师能够照顾到的、被治疗的人也是十分有限的。

三、心理咨询师也是人，在接收到那么多心理咨询来访者的情绪垃圾后，同样会遇到心理问题。当他遇到心理疾病时，他很少会去分析自己，因为就像是"自己的刀削不到自己的把"一样，心理咨询师清楚地知道，自己是无法看到自己的错误的（即使看到也很有限），所以心理咨询师会去找另一个心理咨询师（我们称为督导）来分析自己，这也是心理咨询师的成本。

四、心理咨询师的工作是十分繁重的，他要见招拆招，要学会使用各种各样的分析技术和分析技巧（包括催眠、自由联想、对梦境的解释和多种暗示技巧），需要付出极多的时间和精力，才能帮助患者在意识上认识到自己的错误。

寻找合适的心理咨询师的流程

首先在网上搜索本地的心理咨询机构，在网上搜索时，要判断哪些是广告推广的心理咨询机构，哪些不是。并不是推广的都不好，我想表达的是，有些推广的心理咨询机构是某些民营医院，他们所谓心理咨询是为了推销他的中成药或其他仪器，如果是这样的话，就不是专业的心理咨询机构，所以要做一个判断。

找到心理咨询机构的网站后，主要看心理咨询师的介绍页面，浏览每个心理咨询师的简历，从照片上看面相，你是否讨厌，如果看照片都觉得没有信任，就不用往下看了。

然后再看心理咨询师的简历介绍，优先选择在简历中介绍过过去做过很长时间心理咨询的，有心理成长经历的。在擅长领域这块，也要看是否有焦虑症这一项。

最后看心理咨询师所具备的职业资格以及价格，是否有国家二级心理咨询师证，催眠相关证书。

看完简历后，把几个有意向的心理咨询师记下来，把心理咨询师的名字放到网上搜索，看看是否有负面评论，看看这个咨询师是否有博客或微博，网络上是否有该咨询师写的文章或观点。查询一下该咨询师是否还在别的咨询机构执业，价格是否是统一的，还是有更便宜的（我当时找的第一家心理咨询机构的一个咨询师在另一个咨询机构的价格一小时就优惠200元）。

搜索完成后，会筛选出更有意向的咨询师名单，然后打电话到心理咨询机构去问该咨询师的情况，可以问详细点。问题包括：

1. 该咨询师在你们咨询机构给多少个来访者咨询过？有多少是焦虑症？

2. 该咨询师做心理咨询的主要方法是什么？有什么特色？

3. 该咨询师在你们咨询机构治愈的成功案例有几个？

4. 该咨询师是否有著作或发表文章？

5. 该咨询师的咨询费用是多少？是否能够购买套餐，购买套餐是否优惠？

6. 如果我与该咨询师咨询了两次后，我认为效果不好，你们如何处理，能否转介到其他咨询师？

7. 你们的评估方法和你们的预案有哪些？

确定好心理咨询师后，就可以约时间上门做咨询了。

第一次咨询，是一个很关键的判断咨询师的时间节点。我把我想到的几点拿出来让大家参考：

1. 相由心生是有道理的，咨询师的面相是否和网站上差不多，你是否看得顺眼，咨询师的神情是否平和很重要。你认为不过关的，后期建立信任也会有难度。

2. 在咨询过程中，是否咨询师的话语多过你。如果咨询师一直在劝你要怎样怎样，这样的咨询师绝对不行，直接换掉。

3. 第一次咨询时，你的躯体症状发作时，咨询师是否能引导你、帮助你缓解症状。每个人情况可能不同，但这是建立信任的最好基础。

4. 第一次咨询时，你是否能信任这个咨询师。如果不信任，可以和咨询机构的人交流一下。最多三次咨询，如果还不能建立信任，就该考虑换掉。

希望大家都能迅速找到适合自己的心理咨询师，焦虑症早一天好起来！

观照躯体症状

"观照"这个动作，最早接触是来自于我第一次被心理治疗，这个过程在本书第一章的焦虑症来袭中详细写到，其中提到咨询师带领我进行观照的方法：

咨询师：你能告诉我哪里难受吗？

我（非常不耐烦）说：我手脚发麻，胃部感觉要痉挛。

咨询师：是哪个地方？

我用手在肚子上比画着给他看。

咨询师：你不用管别的，你看着你的胃，能不能描述一下，它像一个什么东西。

我：感觉像一个球在胃里，越来越大。

咨询师：你能描述一下是什么样的吗？比如球是什么颜色的？

我（想了一会儿）：它是水晶透明的，但不是实体，像一个水泡。

咨询师：你一直看着它，不用管别的，如果它发生了变化，就告诉我。另外你的手脚麻木，你也看着它，描述一下这种感觉。

我：感觉手像一个木棍了，快没有感觉了，而且感觉在变强烈。

咨询师：没关系，你看着它。

（看着难受的感受大约一到两分钟的时间）

我：感觉水晶球在变小，手脚在恢复知觉，难受的感觉在消失。

……

在整个过程中，我间歇性地向咨询师描述我所观照到的躯体症状的"变化"。

后来听心理咨询师说这个方法是"观照"，也听到别的心理咨询师说这种方法是"躯体症状意象化"，也就是把躯体症状通过想象力形象化，然后再用注意力去注意这种形象，并把它表达出来。通过这种方法，改变以往身体里自己和自己较劲的状况，放松身体难受紧张部分的自动化控制。躯体症状即刻停止恶化，渐趋消失。

在QQ和微信上，有焦友在有躯体症状而向我咨询时，我也通过这种方式引导过他们，大部分有效果，有一部分没有效果。原因是有些焦友暂时没有"意向化"这个技能。其实，只要大家具有想象能力，就应该有"意向化"躯体症状的技能，只是需要一段时间的训练才行。

在焦虑症完全康复之后，我在平时的工作生活中，经常会用到"观照"这个动作，我也管它叫"内观"。人生活在变化的环境中，情绪避免不了受到外在环境的影响：比如，工作失误被领导批评了；被朋友误会了；嫉妒以前不如自己现在比自己好的同学，等等。这个时候我会看我自己的反应，比如被朋友误会了，会觉得委屈，我会内观这个"委屈"所产生的身体反应：例如心里堵得慌，或觉得有团火，在身体反应消失的过程中，我会同时进入到理性的思考，问自己"为什么"，如果发现是外在的原因，会立即释然，如果是自己的问题，会立即改正。

就这样，一次一次地打败躯体症状，打败的次数多了，它就不来了，焦虑症消失了。一次一次地内观自己，看到自己的不足，改善自己的不足，生活工作等外在的环境也发生了好的变化，自信心越来越足，内心越来越强大。

附：我与一位焦友的聊天记录——通过观照来缓解他的躯体症状。

杜先生9：54：53

整个人的肌肉不放松,还有肾也虚了。

杜先生9：55：01

胃部痛不舒服。

我9：54：46

放松训练你做了嘛？

我9：54：51

内观胃部。

杜先生9：55：25

但我看不出来什么。

杜先生9：55：33

还有大脑。

我9：55：17

你现在注意着你的胃部，想象它的形状，描述一下它像什么。

我9：55：26

你相信我，你看着它，它不会出什么事情的。

杜先生9：56：06

看多长时间。

杜先生9：56：42

还有手脚、腰酸痛无力,大脑不清晰,不太想说话。

我9：56：39

那你不用说,你就描述你看到的胃部的感觉就行。

我9：56：57

先看胃部。什么形状,什么颜色。

杜先生9：58：20

圆形,绿的。

我9：58：50

很好。

我9：58：56

里面是实心吗?

杜先生9：59：56

透明的。

我9：59：54

绿色透明的?

我9：59：57

里面有空气?

杜先生10：00：30

嗯。

我10：00：23

继续观察。

我10：00：36

看还有什么新发现?

杜先生10：01：31

变小了。

我10：01：16

很好。

我10：01：41

接下来，你用这种方法看着你的手，是麻的吗？什么形状？
什么颜色？

杜先生10：02：35

手肌肉不放松的。

我10：02：37

形状和颜色？

杜先生10：03：28

黑的，木条。

我0：03：26

很好，看着它。

我10：03：32

看还有什么发现没有？

杜先生10：04：29

变短。

我10：04：18

很好。

杜先生10：05：30

怎么让大脑清晰？

我10：05：17

你的脚还麻吗？

杜先生10：05：54

脚酸痛无力。

我10：05：41

什么形状，什么颜色？

杜先生10：06：22

过会儿好吗？我现在有点事儿出去。

我10：06：37

刚才你的表现很好。

我10：07：55

胃部形容的形状变小，说明你内观它时，它在放松，你原来一直处于紧张的控制状态在放松。这个是非常有效的减轻躯体症状的方法。

我10：09：41

如果要根治，接下来就是不断增强信心，需要有一个你信任的人不断地鼓励你。

【结束】

从谦卑坦诚地面对自己开始

我2010年5月10日去北医六院检查，得知自己得了焦虑症后，我给我的上司打电话，告知他我得病的情况，要请病假。他回复的第一句话就是："你有什么好焦虑的！"我紧接着回话："这个跟你没有关系，是我自己性格的问题。"后来我上司语气变缓，说："既然生了病，就好好治疗，工作上的事你不用管了，看病费用的事你也不用操心，公司给你报销。"

后来，我得焦虑症的事情，全公司都知道了，我也告诉了我当时的女友以及周边的朋友。大多数人很好奇，问什么是焦虑症。我一般会重点简洁地告诉他们：焦虑症最痛苦的是惊恐发作。你知道什么是惊恐吗？假如你大半夜独自走夜路，突然被什么吓了一下，是不是胆战心惊，汗毛都要竖起来了？这种情况就是惊恐，但这个惊恐状态持续时间也就三五秒，但我惊恐最长的一次持续了八个小时，生不如死。大家听后都很惊愕。

这样的处理，让我觉得建立了一个安全的环境，我当时的想法是，如果大家都知道我得了焦虑症，那么，在我突然身体难受，想要离开一会时，大家是会理解的。现实的情况确实如此。我自己给自己建立了一个熟悉安全的心灵疗养环境。

直到现在，我都不会故意去掩盖我得过焦虑症这种"精神病"的经历。碰到合适的时机，我会告诉我的谈话对象："你知道吗？我得过焦虑症。"

我的焦虑症能好，我认为得益于我谦卑、坦诚地面对自己的这种心态。我当时的想法是，我都已经生不如死了，还有什么面子放不下的，我已经是最差的一个，已经在最糟糕的人生阶段，已经在谷底中的谷底了，正是我抄底的时机，我只要稍加努力，我的人生态势就会往上走。

在这样的心态下，别人在有缘由地说我怎么怎么不行，或指责我时，我会坦诚地接受。之后我会严肃、淡定地面对自己进行深刻的反省。

各位焦友，在你焦虑症身体症状来临，痛不欲生时，你是否真正谦卑坦诚地面对自己了？在这种痛苦下，还有什么不能放下的？

也许焦友会有这样的顾虑，你们身边的朋友对焦虑症的认识不如我身边的朋友开明，他们也许会取笑你。但很多焦虑症反复发作的原因之一就是：我们很痛苦，我们还不想被别人知道我们在痛苦，装着不痛苦。

在告诉你身边朋友自己患了焦虑症时，可以像我一样说几点：1.焦虑症痛苦的症状是惊恐，举例惊恐是什么。2.焦虑是积极的思虑，对未来过于担心导致的症状。3.焦虑会随时产生躯体难受的症状，到时候需要一个人静一会儿就好了，请不要打扰（小贴士：如果在外面陌生人多的地方，可以装着打手机，找人少的地方静一会儿）。

还有一个方法，就是写出来告诉他们。三年前有一位焦友，女性，退休了，五十多岁，退休前是教师，通过朋友联系到我。她得了焦虑症很痛苦，当时与我通了很长时间的电话，我当时也按"道法术"三个层次给她讲了焦虑症是可以治好的，最后告诉她，能救你的是你自己。后来我就把这件事忘了。前几天她来北京参加培训，特意见了我并表示由衷的感谢，现在她的状态好很多了。她和我聊了她走出来的的经历，我觉得其中有两个重点她抓住了，一个是她把她小时候的痛苦的经历写出来了，发给她的家人看，发给她的朋友看，让大家去理解她，建立了她自己安全的心灵疗养环境。还有一个是，她每天早上起床后奋笔疾书，把内心的情绪都写出来，不管语法与逻辑，写完后放下，过段时间后回过头来看，发现很多令她自己都惊讶的内容（原来是自己看不到自己，后来通过这种方式看到了自己的情绪），通过这种方式来反省，效果很好。

在最后，我想讲个我身边人的故事，来说明不管你是不是焦虑症患者，如果你想心理成长，内心强大起来，要从谦卑、坦诚地面对自己开始。

我有一个朋友，今年五十来岁，他年轻的时候，工作很好，是某地市级银行的行长，四十多岁的时候，调到省行，由于被排挤，工作职务什么都没有了。过去风光无限、经常瞧不起人，如今一无是处，很多人取笑他。于是他下海开茶楼、开洗车行。他在开茶楼时，因为不懂业务，就在茶楼门口当保安指挥车辆停车，要么擦厕所，把厕所的洗手盆以及马桶擦得亮亮的。后来他又开了和银行业务相关的咨询公司，终于业务做起来了。很多人认为他能屈能伸，肯定能干大事，很多过去的朋友都来捧场。他现在公司业务拓展得非常扎实，前途无量，这与他当年能够把自己的心态放到谷底再谷底有很大的关系。

当你谦卑坦诚地面对自己时，你才开始真正成长了！

我心里的那个"小孩"

我在对治焦虑症过程中，心理咨询持续了一年半的时间，平均每周一次，每次1.5小时。在心理咨询的过程中，有几次心理咨询老师带领我查看我内心的那个"小孩"，平时我在独自一人的时候，或晚上关灯睡觉，我也会去尝试看内心里的那个"小孩"。

第一次比较清晰地看到我内心的那个"小孩"，他穿着一身脏衣服，流着鼻涕，衣服上的袖子因为擦鼻涕，又黑又亮，表情严肃，一脸的委屈。我用"现在成熟的我"拥抱他，当我去拥抱他的时候，我内心一热，感动得眼泪要流出来。他没有拒绝我的拥抱，但他也没有去拥抱我，只是被动的被我拥抱，头搁在我的脖子后，看着外面。

后来平时的生活中，我有空闲的时候，我就试着去拥抱他，感觉他在慢慢地变得开心和淡定。现实的我，心理也在慢慢地成长，也在逐渐变得淡定。

我们过去因为缺乏父母的关注而缺乏安全感，时光已经一去不复返，回到过去修复我们的安全感是无法实现的，所以我们用现在成年的、成熟的自己，经常去拥抱我们内心那个充满不安和恐惧的自己，也是我们现在补充安全感的一个很好的途径。

也有焦友问我，他看不到内心的那个"小孩"，或者他看到了，对方却不让他拥抱该怎么办。我告诉他们，这需要慢慢来，如果你看不到，有可能此时你内心过于紧张，或思绪过多，或过于疲惫。你可以在放松的时候去尝试。如果你内心的"小孩"不让你拥抱，别着急，你可以每天抽时间去看看他，和他说说话，问问他有什么需要，他和你拥抱的那一天终会到来。

如何拥抱自己：看我与一位焦友的微信对话

今后我在开成长课或与焦友对话后，我会把觉得对大家有用的对话过程截图分享给大家。

希望大家能虚拟这种对话，反观自己，当然，每个人的情况不同。

下面的对话，是我随着焦友无意识的语言，顺势地引导，引导他内观到了自己内心的"小孩"。

如果聊天的那个人是你，有可能是另外一种情形。

希望对大家有帮助！

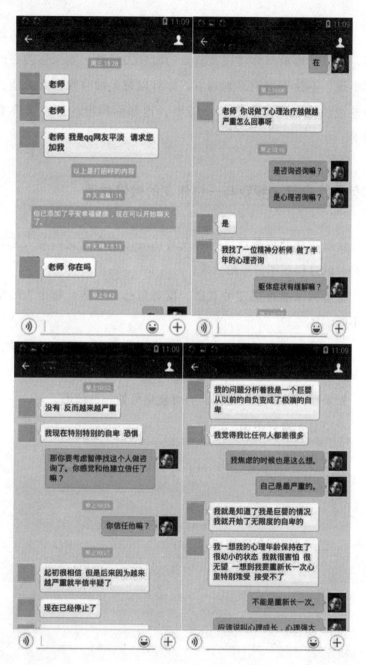

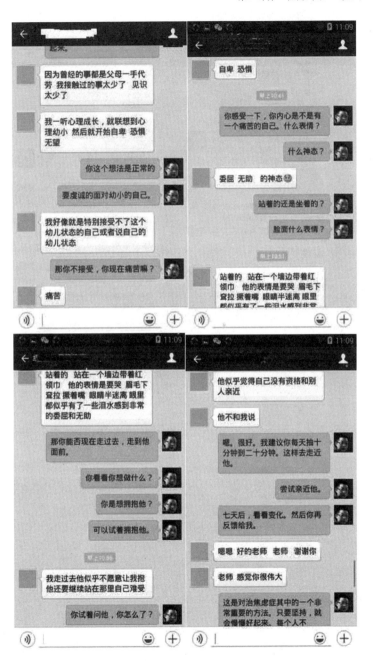

起来。

因为曾经的事都是父母一手代劳 我接触过的事太少了 见识太少了

我一听心理成长，就联想到心理幼小 然后就开始自卑 恐惧无望

你这个想法是正常的

要虔诚的面对幼小的自己。

我好像就是特别接受不了这个幼儿状态的自己或者说自己的幼儿状态

那你不接受，你现在痛苦嘛？

痛苦

自卑 恐惧

早上10:41

你感受一下，你内心是不是有一个痛苦的自己。什么表情？

什么神态？

委屈 无助 的神态😓

站着的还是坐着的？

脸面什么表情？

那上10:51

站着的 站在一个墙边带着红领巾 他的表情是要哭 眉毛下耷拉 撇着嘴 眼睛半迷离 眼里都似乎有了一些泪水感到非常

站着的 站在一个墙边带着红领巾 他的表情是要哭 眉毛下耷拉 撇着嘴 眼睛半迷离 眼里都似乎有了一些泪水感到非常的委屈和无助

那你能否现在走过去，走到他面前。

你看看你想做什么？

你是想拥抱他？

可以试着拥抱他。

早上10:56

我走过去他似乎不愿意让我抱他还要继续站在那里自己难受

你试着问他，你怎么了？

他似乎觉得自己没有资格和别人亲近

他不和我说

嗯。很好。我建议你每天抽十分钟到二十分钟。这样去走近他。

尝试亲近他。

七天后，看看变化。然后你再反馈给我。

嗯嗯 好的老师 老师 谢谢你

老师 感觉你很伟大

这是对治焦虑症其中的一个非常重要的方法。只要坚持，就会慢慢好起来。每个人不

79

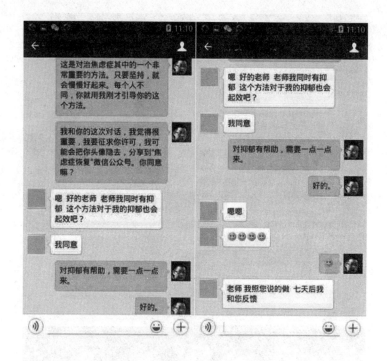

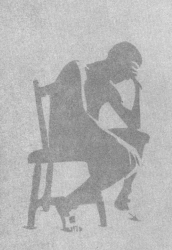

第三部分

后焦虑症时期的认识

第一节　认识人类

人类的本能有哪些

　　我写的这篇文章来自于我的思考，部分内容参考了百度百科对于本能的描述。写这篇文章的意义在于告诉各位焦友，用本能对照一下我们的想法，看看是不是我们自己的认识出现了错误。

　　举我自己的例子吧，我小时候因为母亲老在外面说我"是个女孩就好了"，别人也评价我比较斯文，所以我从小内向、腼腆、自卑，一直到高中和女孩子说话都脸红，见到漂亮女孩子就紧张。后来通过心理成长后，我明白人类活动是因为广义的性的本能，喜欢看漂亮女孩子是再正常不过的事情。后来类似于像这样的很多错误认知都通过反省学习进行了修正，所以心理就成长了，内心也强大了。

　　所有生物都具有最基本的两点本能：生存和繁衍，否则不能称之为生物。人类也是生物界的高级生物，也具备这两点本能。

　　生物为了生存和繁衍具备两个最基本的本性：自私和贪

婪。在生存问题上，因为竞争激烈、残酷，如果生物不够自私、不够贪婪，它就不会生存得更好，不能繁衍下去。举例说明：同样两棵树，在生存条件比较恶劣时，它们之间为了生存是会抢夺营养的，最后的结果就是两棵树高矮不一。

人类作为高级生物能够统治世界，是因为具备如下先进性：

1.但当生存遇到繁衍时，人类会为了繁衍（下一代）放弃"自私"，所以有母亲在危急情况下舍身救孩子。

2.人类为了更好地"自私"，可以和大家合作。大家好，我才能好，这就是"道德"的原型，道德的另一层意思是，每个人的自私不能干扰他人的自私，所以人类发明了法律。

3.其他生理的发展，如想象力、记忆力的发展，经验能够传承。

人类因为生存的需要，有很多本能的无意识反应，比如因为恐惧死亡所产生的恐高、害怕陌生的环境、害怕未知的东西（如鬼、怪物）、害怕突发的恐吓等。

对于人类的繁衍，用一个字解释它的意思更为准确，就是"性"，这里的"性"是广义的性，是指一切和繁衍相关的情绪及事件。古代的男人要显示自己的强壮，才能获得更多异性的青睐，才能获得更多的交配机会繁衍后代。现代的男人展示自己的特长，或拥有更多的物质财富，在潜意识里也是为了显示自己比其他同类要强，潜在的意义也可以理解为了吸引更多的异性。而女人爱美之心也是同理。因为人是高级生物，超越了繁衍的目的，与和个人发展、实现更高价值的人生相关的事件，都可以理解为性本能的驱使。

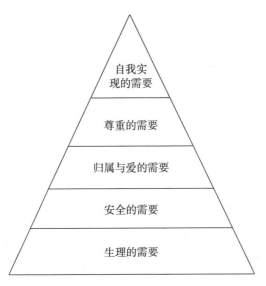

1943年，美国心理学家马斯洛在学术期刊《心理学评论》
上发表了论文《人类动机的理论》。在这篇论文中，马斯洛提
出了著名的人的需求层次理论。按照马斯洛需求层次理论，有5
个层次的本能，满足了一个层次必然会有高一层次的需要。这
些都是人的本能。

（1）生理上的需要

这是人类维持自身生存的最基本要求，包括饥、渴、衣、
住、性等方面的要求。如果这些需要得不到满足，人类的生存
就成了问题。在这个意义上说，生理需要是推动人们行动的最
强大的动力。马斯洛认为，只有这些最基本的需要满足到维持
生存所必需的程度后，其他的需要才能成为新的激励因素，而
到了此时，这些已相对满足的需要也就不再成为激励因素了。

（2）安全上的需要

这是人类要求保障自身安全、摆脱事业危机和丧失财产威胁、避免职业病的侵袭、抵抗严酷的监督等方面的需要。马斯洛认为，整个有机体是一个追求安全的机制，人的感受器官、效应器官、智能和其他能量主要是寻求安全的工具，甚至可以把科学和人生观都看成是满足安全需要的一部分。当然，当这种需要一旦相对满足后，也就不再成为激励因素了。

（3）感情上的需要

这一层次的需要包括两个方面的内容。一是友爱的需要，即人人都需要伙伴之间、同事之间的关系融洽，保持友谊和忠诚，人人都希望得到爱情，希望爱别人，也渴望接受别人的爱。二是归属的需要，即人都有一种归属于一个群体的感情，希望成为群体中的一员，并相互关心和照顾。感情上的需要比生理上的需要更加细致，它和一个人的生理特性、经历、教育程度、宗教信仰都有关系。

（4）尊重的需要

人人都希望自己有稳定的社会地位，要求个人的能力和成就得到社会的承认。尊重的需要又可分为内部尊重和外部尊重。内部尊重是指一个人希望在各种不同情境中有实力、能胜任、充满信心、能独立自主。总之，内部尊重就是人的自尊。外部尊重是指一个人希望有地位、有威信，受到别人的尊重、信赖和高度评价。马斯洛认为，尊重需要得到满足，能使人对自己充满信心，对社会满腔热情，体验到自己活着的用处和价值。

（5）自我实现的需要

这是最高层次的需要，它是指实现个人理想、抱负，发挥个人的能力到最大程度，完成与自己的能力相称的一切事情的需要。也就是说，人必须干称职的工作，这样才会使他们感到最大的快乐。马斯洛提出，为满足自我实现需要所采取的途径是因人而异的。自我实现的需要是在努力实现自己的潜力，使自己成为自己所期望的形象。

心理学和精神病学教授Steven Reiss说："几乎人类想做的每一件重要的事情都可以分解为15种欲望中的一种或几种，而且大都具有其遗传学基础，这些欲望引导着我们的行为。"

这一发现建立在对2500名受试者的研究之上。受试者被要求回答300多个设计好的问题，如"士可杀不可辱""我必须消除疼痛"等，最后将所有的回答归纳为15种基本欲望和价值观，其中只有公民权、独立和被社会排斥的恐惧没有遗传学基础。Reiss教授说："大多数欲望与动物所表现出来的相似，这表明它们有共同的基因基础。"

我发现这15种基本欲望（本能）和价值观都与生存和繁衍相关，它们分别是：

好奇心：探索世界，排除未知，利于生存。

食物：对食物的渴望无须赘言。

荣誉感（道德）：据此构成一个完整的社会结构，马斯洛需求层次理论最上面两层，尊重和实现自我价值的需要。

被社会排斥的恐惧：对被孤立的恐惧，孤立不利于生存。

性：弗洛伊德将之置于"清单"首位，狭义的性。

体育运动：人们对运动的渴望是天生的，远古时期为了获得猎物，必须擅长奔跑。

秩序：法律与道德规则，更有利于人类的进化与发展。

独立：对于自作主张的渴望，马斯洛需求层次理论最上面两层，尊重和实现自己我价值。

复仇：就像莎士比亚著作里的王子那样，人对暴力的欲望源于远古时期在严酷环境中的自我防卫，现代社会中，复仇是让自己合理使用暴力的途径，但法律不允许使用暴力，所以更多的用体育、游戏竞技等途径来释放大家暴力的欲望以及复仇的欲望。

社会交往：马斯洛需求层次理论的第三层。

家庭：家是社会结构中最稳定、最小的单元，利于人类更好地生存和繁衍。

社会声望：对名誉和地位的渴望，马斯洛需求层次理论第二层，尊重的需要。

厌恶：对疼痛和焦虑的厌恶，恐惧死亡所以厌恶疼痛。

公民权：对服务公众和社会公正的渴望，马斯洛需求层次理论第一层，实现自我价值。

力量：希望影响别人，马斯洛需求层次理论第一层，实现自我价值。

希望大家能对照上述本能，并自己进行思考延伸，反思自己过去的认知。

怎样才能不焦虑

近期听到很多IT创业的朋友在谈创业产品时，经常会说到要降低客户的选择焦虑，要把用户的需求归类，把产品的种类尽量做少、做精。身边的很多餐饮企业的菜单中的菜品也不再像过去一样多而全，变得精而简，同时会根据季节、客户反馈更新菜谱，餐馆在需求分析的基础上降低客户的选择焦虑。

选择焦虑会反应在各个方面，比如选择什么样的大学专业？本科读完后要不要读研？应该和哪个异性谈恋爱？就业应该去什么样的单位？北京的房子该不该买？

人为什么会有选择焦虑

我通过反观自己，最浅层次看到的是我们过去经历过物质匮乏的年代，现在物质多了，选择多了，所以产生了选择焦虑。再深一层次，在物质匮乏的年代，焦虑的父母会给我们人格中烙下的"不安全"与"恐惧"，让我们承担不起"选择"这种决策所带来的后果。更深一层次，我们并不了解自己，不知道自己的人生到底想要什么，人生决策、选择的基座——人生的三观（人生观、价值观、世界观）模糊，所以导致人生每天遇到各种决择困难。

焦虑还有很多种，比如，演讲焦虑、社交焦虑、考试焦虑等，这些都是针对具体事情过于担心恐惧而产生的焦虑。

把这些焦虑的情绪掰开了揉碎了，我们会发现在这些焦虑的背后有以下几种思维：

1．担心自己犯错，犯错和不完美是自己所不允许的。

2．必须要让自己和别人觉得自己是完美的（完美主义者会比其他人更容易焦虑）。

与上述各类焦虑不同，死亡焦虑是最核心的、最顽固的，深入到我们每一个细胞的，这是我们人类需要的一种生存繁衍机制——只有对死亡的担心与恐惧，才能让我们生存得更好。

怎样才能不焦虑

一、正确认知焦虑

其实并不是只有我们才焦虑。最近一段时间，社会上热议的是"中产焦虑"，其实美国人也焦虑。2015年7月20日，《纽约时报》一篇题为《焦虑的美国人》文章指出，美国人非常容易焦虑，有18%的美国人患有焦虑症，美国每年花在抗焦虑药物上的费用达到20亿美元。这说明焦虑症是全人类都具有的问题。

有欲望就会有焦虑。有一首打油诗很能体现我们一辈子无时无刻的焦虑：

"终日忙碌只为饥，才得饱来便思衣。绫罗绸缎买几件，回头看看房屋低。高楼大厦盖几座，房中又少美貌妻。娶下娇妻并美妾，恨无田地少根基。置得良田千万顷，出入无轿少马骑。骡马成群轿已备，叹无官职被人欺。县丞主簿不愿做，想要朝中挂紫衣。五品六品他嫌小，三品四品还嫌低。当朝一品为宰相，还想面南去登基。心满意足为天子，更望万世无死期。人心不足蛇吞象，不种善根费心机。若要世人心满足，除非南柯一梦西。"

从上面的打油诗可以看出，焦虑和欲望有关系，那我们是否降低欲望就可以少焦虑呢？虽然降低欲望可以减少焦虑的种类，比如，我们可以通过简朴的生活方式来避免选择焦虑，通过隐居来避免社交焦虑、考试焦虑等，但死亡焦虑终究是无法避免的。

焦虑是为了让人类更好的生存与发展。焦虑是一种情绪，是进化出来的，在食物链上越是低等级的动物越不具备焦虑这种情绪，它们当下吃饱了不饿，就从不担心再次饿了怎么办。从另一个角度，焦虑是对未来积极的思考，是为了人类生存和发展（繁衍）。

二、树立正确的信仰

信仰伴随着人类诞生而产生，信仰是用来消除人类对未知世界恐惧的，它是很好的能够缓解"死亡焦虑"的工具。对于目前国家、社会所认同的五大宗教信仰是经过人类社会检验的，大家可以根据自己的情况去选择信仰。

三、如果你已经被诊断出了焦虑症

建议你参考本书第二部分《焦虑对治"道法术"》里面我写的经验，结合你自己的实际感受，且行且调整。

四、如果你只是很焦虑，并没有形成病症

建议有条件的参加各种心理成长的课程，在心理咨询老师的带领下了解自我，认知世界，做真实的自己。当你了解了自己，知道自己需要什么样的人生，知道自己擅长什么、爱好什么。厘清了自己的人生观、世界观和价值观时，你会发现你的内心越来越强大，人生越来越自信，焦虑越来越少。

最后总结，人活着焦虑是不可避免的，消除焦虑的唯一方法就是：勇往直前，无所畏惧，兵来将挡，水来土掩，做你自己，用强大的内心在实际生活、工作中解决问题，你将拥有健康快乐的人生！

第二节　认识自我

你是谁？你为什么是你？

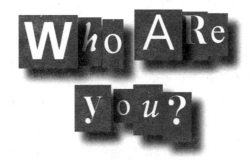

你能记得人生最早的事情是什么？大约是几岁？是开心的事、难过的事，还是平淡的事？

在你记忆中，十二岁之前（上初中之前）的经历是痛苦的占多数还是快乐的占多数？和你父亲或母亲谁待在一起的时间更长一些？

小时候让你最难以启齿的一件事是什么？小时候让你觉得最温暖的一件事是什么？

你在像我一样通过回忆过去来回答这些问题时，你就在尝试着寻找自我。这样做或许能找到造成你焦虑根源的蛛丝马迹。

　　我最早的记忆是在摇篮里，我注视着房梁上一根柱子上挂着的煤油灯，火苗摇曳，身边有我的母亲和其他的亲人在忙着手工活。这段回忆温暖而安详。

　　后来的第一次有父亲母亲的概念的记忆是在一次过年的时候，父亲买回来瓜子，教我和大弟弟如何磕瓜子。那时我大约三四岁。

　　后来成长的记忆有很多，记忆中出现频率最高的是我奶奶在村口叫我的小名，让我回家吃饭。还有我奶奶有几次把饭菜拨给来乞讨的人。

　　后来有一天，父母突然让我去上小学，那时我还没准备好。家里从堂兄家先借来了课桌，搬到学校，我稀里糊涂地就上了学。当时我脑子里就是糨糊，课本哪边是正的都搞不清楚，每次老师让翻到书本第几页，我就极度惊恐，也害怕问别人，上完一节课，也没翻到老师要翻的那一页。现在我闻到新课本那种纸张的味道，都能勾起我小时候极度自卑抑郁的回忆。

　　小学有午休的规定，会专门派高年级的学生来监督全校的午休。午休也是一个极度痛苦的事情，当时不知道哪来的规定，午休的时候，每个人必须一动不动，如果监督的人发现你动了，就会拿木板子狠狠地打你。

　　小学时，最开心的事就是奶奶给我零用钱，可以在学校里买零食吃。我奶奶的收入是来自于政府给的"光荣烈士家属"的补贴，非常有限，所以奶奶给我零用钱的情况也极少。

　　很小的时候，我母亲经常当着别人的面说，我要是女孩就好了，能帮着操持家，这件事情是让我极度害羞与反感的，但我有苦不知道向谁说。还有，我母亲当着亲戚的面数落我父亲的各种不是，好几次我在场，我虽小，但我当时的心情极度苦闷，现在想起来还能感受那种抑郁，能感受到母亲数落父亲给小孩造成的压力非常之大。

后来，我对我原生家庭的分析，我的成长环境造成了我父亲角色的缺失，我母亲的成长环境也非常的苦，她的安全感也极缺，所以在我父母的模式中，我父亲一直是一个未长大的小孩，我母亲给予了我极大的期望，甚至于苛刻。我母亲在潜意识中把我当成替代伴侣，对我因为缺乏经验犯的错批评得非常严厉，几乎能形容成不可原谅的那种状态。

有一次，我去完成我母亲交给我的任务，去邻居家还一个她借来的物件，去之前她交代还东西时要讲礼貌。我当时搞不清楚我们方言中有几个礼貌用词的意思，还东西时说反了。后来我们那位邻居跟着我回到我们家，当着我的面和我母亲一起"嘲笑"我。当时我的心情羞愧万分，死的心都有了。后来我母亲也没有向我解释，没有疏导我的情绪。

对于过去，我能记得的事很多。我在向大家讲述我的一小部分回忆时，是想告诉大家如何去挖掘你是谁，你为什么是你。我们的大脑记忆是全息模式的，从出生一直到死亡，我们的眼耳鼻舌身意就是6D的摄像机，我们的大脑就是一个无限大的硬盘，一直记录着从生到死的所有事件。

我们的现在、我们的此时此刻其实是所有过去的集合的结果。由于进化的需要，我们的记忆提取模式只提取我们最需要的（否则人能记起所有事情，人会疯掉）。凡是被提取出来的，就是意识，没能提取出来的是潜意识。潜意识占99.99%，它决定了我们现在的一眨眼的频率，还有大家在看这此文字时脑子里联想的画面（大家可看我的文章《什么是潜意识》）。

潜意识简单理解就是我们过去所有记忆的集合中记不起来的记忆"就是潜意识"。潜意识里除了我们对过去事件的记忆，还有我们对这些事件产生的情绪反应，比如开心、难过、自责、委屈、悔恨、爱慕。这些情绪反应机制，就是我们的防御机制，也可以称作我们的思维模式，也可以称为我们的人格。

在我被我们家的邻居和母亲一起"嘲笑"时，我把当时的痛苦情绪分解开来看，先是愤怒，因为受到了最亲的人的"嘲笑"，但是受到道德的约束，我不能因为愤怒去对抗我的母亲和邻居，为了缓解愤怒带来的痛苦，我通过自责、内疚来自己伤害自己以达到遵守道德不伤害母亲，又能让自己过得去的目的。后来我就逃避做这样的事，逃避需要用礼貌用语的环境，这就是我的防御机制，我的人格。

这部分人格，在社会环境中，使我内向、不愿意参加社交活动，只希望和熟人交往，因为这样可以找理由不需要礼貌用语。按照木桶原理，这样的人格造成的短板，就会限制我们的发展，还会给我们带来生活的小麻烦。

所以当我看到"我自己"之后，问题就解决了一半，后面的一半通过我在现实生活工作中的训练，这个短板就被克服了。

大家跟随我上面的思路，按照我文章开头提出的问题，大家好好想一想自己。最好是准备好一个空间，把你的回忆记录下来，等到有一天，你有勇气和你特别想去看的时候，再去翻阅一下，会有惊喜等着你。

人格独立为什么这么难

先说三个真实的故事。

第一个故事，我是新东方教育机构俞敏洪老师的微信公众号粉丝，俞老师的很多对人生、世界的观点我很认同。他在微信上发布的一篇文章讲到新东方未来的核心教育理念是"终身学习、全球视野、独立人格"。最近我经常回味和琢磨这句话，终身学习是时间概念，而且是最长的时间的长度，全球视野是空间概念，最广阔的空间视野，前面两个词全世界学习机构都可以用来作为自己的战略或教育理念。最后一个词是"独立人格"，最具中国特色，是中国目前整个社会意识形态中最缺少的。

第二个故事，一个朋友的闺女从美国念书回来休暑假，前几天要开学了，朋友就叫几个朋友一起吃个饭，欢送一下。快到午饭时，其中一个朋友因为下午有事，就一直催我这个朋友去吃午饭，这个朋友就催他闺女，嫌他闺女太磨叨了，出发慢了，还冲闺女发了火。后来吃饭时说起这事，我就对我朋友说："你闺女出发慢了，她犯了错，而她是你的女儿，你认为她犯了错就是你犯了错，你是不容许自己犯错的，所以你责备了你女儿。从这件事能看出，在你和你女儿之间，没有形成独立的人格，那她犯错是她的事，和你有什么关系？"这其实是我们中国普遍的现象，以家为整体，父母和儿女难以"分离"，一代又一代。

第三个故事，前几天，我爱人因为小孩的事和我岳母拌了嘴，我岳母生气就掉眼泪了。我过去安慰她，听她倾诉，她就说如果不是为了外孙子，早就回老家去了。后来发泄完了，就说没事了，该干吗干嘛。我们中国人的意识形态里，"别人"是大于"自己"的，是为了别人才活下去的。我母亲也有时对我们兄弟几个说，过去的日子太难了，要不是我们几个，她早就活不下去了。

什么是独立的人格？我截取百度百科中我比较认可的一段解释。

"人作为一个独立的生命个体，为什么而活？人生的最高价值在哪里？这个问题永远发人深思。人的存在不是一个简单的肉体存在，而是一种精神的存在。世界上的每一个人都应是一个独立的精神存在，但并非现实中的每一个人都是真正作为一个独立精神存在。我们常常看到现实中许多不具独立人格的人，这些人不能拥有真正的自我，他们的精神为别人的精神所奴役，不具有独立的思维，他们只能被动地接受别人的价值观念，他们虽生活在'奴役'之中却不知道被'奴役'，并且有时为这种被'奴役'而快活。这些人有的只是为所崇拜的偶像而活，有的只纯粹为金钱物质而活，有的根本就不知为什么而活，但就是不能为自己而活。他们都是不具备独立的人格精神，不具备独立的人格精神就不能有独立的人格，而只能算是一种'奴性'的人格。然而，成为人的最高境界就是追求独立的精神价值，形成高度独立的人格。"

人格独立为什么难

先来看我们成长的环境。从小我们不允许有个性化，必须和大家一样。我们在外面不能给大人丢脸，我们在外面犯了错让别人知道了传到家长那里，比在家长面前犯了同样的错还要严重。因为大人们认为孩子是他们的一部分，孩子在外面犯了错，也等于是他犯了错。

等我们大一点了，家长担心我们能不能考上大学，大学毕业后找什么工作，等我们找到工作后赶紧得找对象，有了对象就催结婚，结了婚就催抱孙子。到了这一步，我们的父母开始放心让我们慢慢自主决策了，这个时候我们发现我们开始理解父母在我们成长过程中的"良苦用心"了，我们开始把这种"不放心"的注意力集中到我们的下一代身上。所以，人格的不独立是具有遗传性的。

离开家庭环境，步入工作环境，我发现人格不独立的现象比比皆是。当我做销售时，请客户吃饭消费，发现客户总是喜欢让我揣摩他的真实意图，只有揣摩到位并行动了，这单业务才能让我拿下。对领导也是如此，也需要认真地费很大心思去揣摩，揣摩得要领后，我发现很多工作事半功倍，升职加薪也快。这样做其实非常累心，所以等我成了客户时，我就对销售直接说我的意图，但还是避免不了他们的"盛情"，因为他们的人格不独立，他不相信我坦诚地说出的想法是真实的想法，肯定还有个人其他"阴暗"的需求，所以他们的有些行动弄得我非常尴尬，所以人格不独立在目前的中国社会是普遍性的。在这样一个社会环境中，要做到人格独立是非常难的。前段时间看的一篇文章《这是一个只看屁股不讲道理的社会》特别有感触，这个故事讲的就是人格的不独立，我们要想生存得好，必须得明白领导的意图，按领导的意图去办，其实领导的人格也不独立，否则也不会不讲道理。

人格独立的好处、重要性

对个人来讲，人格独立的好处就是自己活得比较明白，幸福和快乐相对容易得到，人生观、世界观、价值观比较清晰，自己为自己负责。只有先知道如何为自己负责，才能真正地为别人，为社会负责。

对社会来讲，当人格独立的人多起来之后，社会的进步会更有效率。说一些我们目前的社会现象大家就理解了，社会新闻经常播报老百姓去办事遇到部门要的各种奇葩的证明，从某个角度来看，就是办事部门只关注他办事的"不想担责"，大家只关注制度的规定，不关注真正这个事情的核心是为老百姓解决问题。还有我们过去有段时间太关注学历，不关注能力；太关注你具备什么资质证书，不关注企业的实力，等等。

如何打造独立人格？

当大家能看懂这篇文字时，我们已经失去了从小时候的家庭教育中获得独立人格的机会。从当下开始，我们该如何打造独立人格呢？

知识改变命运！当一个人通过学习，认识到自己是谁，认识到世界是什么，知道自己该如何度过余生，树立清晰坚定的人生观、世界观、价值观时，人格也就独立了。

自我的心理防御机制

什么是心理防御机制？

唯物辩证主义哲学认为这个世界是矛盾统一的，在物理世界我们看到的两个靠近的物体或两个分子之间是存在作用力与反作用力的。我们的心理世界也是如此，哪里有压迫，哪里就有反抗。

在人类进化过程中，人类的群体性更有利于人类的生存和繁衍，人类的群体性形成了社会规范和道德。

人类本能欲望所具有的能量是非常强大的，人类的本能欲望会随时生起（请看我的文章《人类的本能有哪些》），人类受社会环境变化的影响，欲望无穷无尽，但由于社会规范和道德的约束，本能欲望发起进攻时，都会与社会规范直接发生冲突，而心灵也就会再次经历痛苦（一般人们表达为"思想斗争"）。本能欲望在不断冲击过程中，会逐步找到一种合理的方式——让本能欲望得以释放，又不违背社会规范的方式来发泄这种欲望。这就是"心理防御机制"。

心理防御机制是保护心理免受因本能欲望的不断冲击而经历焦虑痛苦的机制。

几种常见心理防卫机制

升华：

指那些被社会规范压抑的本能欲望，以一种社会规范允许的"艺术方式"发泄本能欲望的转换机制。

例如，一个人对跳舞、绘画、音乐和文学内容的喜欢，都不是凭空而生的，是把以广义的"性"（我的文章《人类的本能有哪些》里面有该观点描述）为核心的本能欲望升华，把强大的本能欲望所具备的能量转化为兴趣与爱好的实践。

中国目前的社会现实是，很多人缺乏兴趣爱好，唯一的兴趣爱好是工作，大家休息的时候更愿意宅在家里。我们去欧美国家看到很多人参加滑翔伞、滑翔机等体育运动。美国人参加奥运会，都是在比赛前组织对该项运动有兴趣有特长的公民去参加选拔赛，和我们国家的举国体制办奥运不同。我们国家现在的现象和我们的发展阶段有关，不过现在我发现越来越多的国人重视自己兴趣爱好的培养，出现了越来越多的户外爱好者以及各种各样的民间运动兴趣组织。

人类的创造潜力是无限的，"升华"是最好的发挥自身潜力的心理防御机制（也称为人格）。

问问你自己，你有什么兴趣爱好？你现在做的是你的爱好吗？你喜欢你现在所做的事吗？你会为它奋斗一生吗？

幽默：

指将自己的本能欲望（性和攻击）以社会规范允许的幽默方式发泄的转换机制。例如，人们通过说笑的方式讲的有关攻击、死亡、性爱等内容的笑话。在一个人讲某个笑话过程中，潜意识中的某个本能欲望就得到了发泄。再例如，有人在笑着的状态下骂某个人，被骂的人也不会做出过分的举动，而这也是在以社会规范允许的形式发泄愤怒。

幻想：

指现实中无法实现的欲望，通过幻想的方式发泄本能欲望的转换机制。做白日梦就是人们幻想的具体体现。例如，一个人会用一段时间专心地幻想着自己成为了富翁或有权势的人，或者享受着一段非常美好的爱情。

否认：

指拒绝承认自己所面对的危险，以及否认某个事物的存在，以保护心灵不经历痛苦的防卫机制。可以说这种机制就是自我欺骗现象。否认是最原始的心理防卫机制，表现在动物身上就是当野鸡被山鹰追得急时，野鸡会将头插入雪中，由此避免由恐惧死亡带来的焦虑。人类也是一样，例如，当小孩子打碎了东西时，会不自主地蒙住双眼；当电影中出现恐怖画面时，会有人去蒙住自己的眼睛；当一个人第一次蹦极时，大脑会一片空白。这种否认是在脑中无意识操作的。

转化：

指将无法实现的本能欲望转化为自己的躯体症状方式发泄的转换机制。歇斯底里症状是其具体体现，例如，癔病性瘫痪、失音、抽搐、晕厥、麻痹等。转化是在潜意识中自动进行的，人在意识上往往意识不到其病因。

象征性抵消：

指一个人以象征性的方式来发泄自己的本能欲望，以避免心灵处在痛苦状态中的防卫机制。例如，当有一个人突然说了一句自己都感到很羞耻的话，会下意识地去捂自己的嘴，表示自己没有说，或者做出倒吸一口气的动作，表示自己把话已经收回来了。

焦虑症患者的防御机制往往是最下面的两种：转化和象征性抵消。焦虑症的防御机制是如何形成的，请看我之前的文章《焦虑症病发的原因是什么》和《焦虑症的身体症状》。

自我独处时的状态

《礼记·中庸》中有一名句："君子慎独。""慎独"，专家的解释是指一个人在独处的状态下，能够严格要求自己，做到表里如一。对于独处时"严格要求自己"，我的观点是只要你不影响到别人，行为上没有违背法律和道德，你做什么、想什么都可以。

我关注的是：当你没有工作缠身，没有家务缠身，没有心事烦扰时，你会做什么？你是轻松的还是严肃的？你的面部表情是紧张的还是放松的？你会因为无所事事而烦躁吗？

最近常听我的领导谈起他的独生儿子明年就上大学了，从此他就是"空巢老人"了。他是20世纪70年代初出生的人，儿子上大学时他自己也就四十五岁。往往在这个阶段，夫妻双方的情感归于平淡，也有甚者过不下去。从恋爱时的激情到结婚后的鸡毛蒜皮，但为了孩子也就忍了，孩子上大学，是夫妻关系的一个分水岭。这样的情况在身边很常见，是中国的一种社会现象。

当我们步入社会，结了婚、有了孩子，成为成年人，我认为成年生活有三条主线：你自己，你的家庭，你的工作（事业）。你的工作是你生存的基础；你的家庭（非原生家庭）是你繁衍后代必备的；而"你自己"是指除了家庭和工作，独立的自己，你没有迷失"你自己"才是可持续、健康、正向的人生布局。

有一次和朋友吃饭聊天，朋友问我："如果不缺钱，生活没有压力，你会干你现在的工作吗？你会做什么？"我毫不犹豫地回答是："我会去弘扬佛法。"

回到主题：独处时的状态。很多人的答案是自己根本没有这样的机会，那你可以去想象，也可以从现在开始去创造。当一个人独处时，是最好的了解自己、反思自己、拥抱自己、为自己疗伤的机会。

主题升华：人活的是自己，你的感受不是你爱人的感受，也不是你孩子的感受，也不是你父母的感受。当你不为生活，只听从内心的声音为自己的感受去创造人生价值时，你会做什么？是否会发现自己仍是一个有情怀的人？

回顾我2010年对治焦虑症的过程中，曾经有持续两个月时间，每个周末都会独处。和当时的女友交代好后，独自一人带上干粮和水，骑上自行车到北京朝阳公园找一个长椅坐那思考自己，回忆童年还有哪些事是我已经忘记的，想想自己来北京的经历，问自己到底在担心什么，为什么是这样，哪一些事是可以在下次心理咨询时可以跟咨询师讲的。其间也有躯体症状来袭的时候，我就会用观照的方法（见我的文章《观照躯体症状》）来缓解。

现在看来，当时的独处反思也是起了很大的作用。直到现在，我也经常给自己创造独处的时机，我认为这是忙碌人生路上非常有必要的小憩，就如经常晃动的一瓶混水，当瓶子静下来时，你才能看到清水和泥土的分层。

时常独处、静思，才能有更清晰淡定的未来。

第三节　自我疗伤：和情绪待在一起

人生活在复杂的环境中，环境是多变的，环境的变化会不断地影响我们情绪的变化。有些情绪，我们很快就会忘掉。有些情绪产生是因为"触景生情"。

不知道大家有没有这样的经历，我们有时会无缘无故地悲伤、委屈、伤感。究其原因，有时是因为一首歌，有时是因为某件事。

焦虑症患者的情绪更加敏感。我在焦虑症恢复过程中，有时会无缘无故情绪低落，躯体症状来临。这时，我会对我家人说，我现在不舒服，别和我说话，我要单独待一会儿。

在确认家人理解并知道我焦虑症发作、我的空间是安全不受打扰的之后，我会把我的注意力集中在我的情绪上面（坦诚地告诉家人焦虑症的情况，给自己在家里创造一个安全的心理疗愈环境，我的文章《从谦卑坦诚地面对自己开始》里有提到）。

首先我不会去分解我的情绪是什么，我会直接进入直觉层面，看一下我的情绪给我造成了什么样的身体症状。我焦虑症发作的时候，大部分情况是胸口觉得堵得慌，感觉胸口处有块黑色的、外表不规则的、石头样的东西，"石头"里面是烂棉絮样、触感如蜘蛛网的东西。然后我会和这个情绪待在一起，也就是不去想办法转移注意力，直接浸入情绪中去，继续体会"胸口堵得慌"的感觉，边体会边去观照这种感觉给我的意象——黑色的石头。也许半小时，也许一小时，不好的情绪就会减轻。

这种感觉用另一个例子来说明：我们头疼的时候，往往会用手按摩头部疼痛的地方，按一会儿，头痛会有所缓解。

情绪上的痛苦也是如此，只不过按摩它的不是手，而是你的观照力（如何观照，请看我的文章《观照躯体症状》）。

勇气大于方法

用我现在的认知水平去反观我过去的人格，会发现我过去安全感缺失导致勇气缺失，做很多事情前希望把细节全部考虑清楚后再行动，即使准备得很充分了，也会胆战心惊的"上路"。这种自己吓自己的情况非常耗费能量，致使自己非常努力收益和成长却很有限。

上述的这种情况，就是安全感缺失，造成自己过于对未来担心，自己吓自己的次数太多，形成了关联性的惊恐或躯体症状，产生了焦虑症。

在对治焦虑症的过程中，勇气非常重要，在我的文章《躯体症状痛苦到极点，也要昂起我们的头颅》中表述了面对躯体症状时需要的勇气。首要的，最大的勇气来自于谦卑、坦诚地面对自己，我的文章《从谦卑坦诚地面对自己开始》中表述过这个观点，我们要敢于面对自己的缺点，敢于告诉别人我们得了焦虑症，敢于接受自己的缺点，敢于接受我们得了焦虑症这个事实，敢于让别人知道我们得了焦虑症这个事实。

勇气来自于哪里？

首先是发自内心的真诚对待自己的态度，这个态度也来自于焦虑症给我们带来的痛苦。因为痛不欲生，为了生存，我们必须放下一切不切实际的东西，从此不在意他人对我们有焦虑症的看法。

其次是我们对世界客观清晰的认识。从某个角度来说，这个世界只有"我自己"，所谓的"别人"也是我们感觉出来的别人，是我们的眼、耳、鼻、舌、身、意感观出来的世界。

人体细胞通过新陈代谢，每三个月会替换一次，随着旧细胞的死去，新细胞则诞生。由于不同细胞代谢的时间和间隔的不同，将一身细胞全部换掉，需要七年。也就是说，在生理上，我们每七年就是另外一个人。七年过去，你就是你，你还记得交往了七年的朋友，还记得七年前的事，还喜欢吃你小时候喜欢吃的食物。所以，你是一堆"神经程序"。

宇宙中所有的一切——花朵、月亮、星系，都是由92种"砖块"砌成的。这些"砖块"即是包括氧、碳、铁、硫等元素的原子。自然界中的92种原子（加上人工制造的有100种以上）又都是由电子、质子、中子和光子等几种简单的、一模一样的"泥粒"胶黏在一起组建成的。人们通过物理科学实验得知,电子是以像一团模糊的云的方式存在于原子空间中的。就是说,电子在原子中不是一个粒子,而是扩散在整个原子空间中的云团。这就如同说,在体育场中,一粒沙不是一粒沙,而是以一团模糊的云的方式扩散在整个体育场的空间中,所以当你现在的手去摸桌面,你以为你摸到了,实际只是你脑袋中的神经电流反应,你永远也无法摸到它。

所以,你是一堆"神经电流",你所感观到的这个世界是投射在你的"神经电流"上的世界。从这个角度你再重新认识一下你的世界。

最后是对自己的了解。当你知道自己是一堆"神经电流"之后,你的这堆"神经电流"的运行规律,就是你的人格。当你反观到自己喜欢什么、擅长什么、恐惧什么,结合自己对本能的认知(请看我的文章《人类的本能有哪些》),再结合具体的生活和工作环境,了解自己哪些需要坚持,哪些需要调整,行动起来,剩下的事就是时间的磨炼了。

勇气的良性实践就是首先选择"开战",然后在恐惧中坚持下来。

在我焦虑症逐渐恢复之后,我为了突破自己,经常挑战工作上过去恐惧的事情,比如开会当众发言、当众演讲。我经常找这样的机会,把自己推上前线。在初步阶段,在快到到我发言时,我会紧张,甚至有一点躯体症状:紧张、手麻、脚麻,我会观照它(观照方法见《观照躯体症状》),然后内心里会有客观的对于当众发言的认知:1.因为人类进化的原因,面对陌生人发言时都紧张，这是正常现象。2.当你通过多次训练之后，就会游刃有余了，一定是训练的结果，而不是在家里思考就能战胜的。

所以我一次一次地找机会去训练，去战胜当众演讲的恐惧，战胜的次数多了，勇气也就增长了，自信心更足，我就进入了一个"勇气—实践—信心—勇气"的良性成长模式。

当你有了这样的改变，未来就有无限可能！

从勇气开始，你就会走向勇敢的未来！

选择大于努力

《孙子兵法》的第五章《兵势篇》中写道："故善战者，求之于势，不责于人故能择人而任势。"高明的人，善于造势而取胜，而不是以苦战取胜。

上面的话缩略成一句话："但求于势，不责于人！"在具体工作生活中，我经常会用到这一点。

过去我读书会经常买一些热点的书来读，比如当年比较火爆的《谁动了我的奶酪》，甚至和大家一样学英语，虽然我在工作中用不到英语，但觉得英语必须学，所以也跑去培训机构学习英语，结果是辛苦学了几个月，回来在工作生活中没有应用，后来大部分都还给老师和书本了。

后来我改变了，当我遇到问题时，亟需解决时再去读书学习。"遇到问题，问题已经让我难堪了"，这就是我学习的"势能"，在这样的势能下，我的学习动力和效果是最好的。于是我总结了我读书学习的效果最好的几个前提条件（势能）：一是当我遇到问题时（工作生活中的难题）；二是当我内心特别想要学习时（曾经有段时间我特别想了解中国的历史）。同时我也延伸了巩固所学知识的途径——思考。有一句话叫：思考比阅读更重要。

还有一句话"读万卷书不如行万里路"，行走是让你把简单的通过眼睛和想象去学习知识的方式升华为通过眼、耳、鼻、舌、身、意立体地去认识世界。

学习对人类的作用不言而喻，学习是为了让我们更好地了解世界、了解自己。知道不等于理解，所以需要通过行走实践，通过大脑思考，让阅读所获得的知识深入到内心深处，融入潜意识，变成我们的能力。

有一句话，叫作"知识改变命运"，所以知识能治疗好焦虑症。焦虑症是思维模式的错误，所以我们要通过认识错误、纠正错误来治疗焦虑症。那么在对治焦虑症时，我们可以选择的"势能"是什么？需要造哪些"势"呢？

我的文章《从谦卑坦诚地面对自己开始》中讲的就是造势的开始，首先表明我们不害怕焦虑症的这种态度、这种气势。其次，"自己的刀削不到自己的把"焦虑症的对治要借助专业的心理咨询师。在我对治焦虑症的过程中，心理咨询起到了很大的作用。

当"势"具备了之后，就大大缩短了焦虑症的持续时间，焦虑症恢复的效率提高了。

如何才能体会当下的幸福

先讲三个的故事：

一个和我一起学佛的同学，儿子今年九岁了，一次送他到北京西站时，我们在车上聊天。当聊起我们的后代，他说起他最近看到他儿子小时候的照片，胖乎乎的，非常可爱，他觉得他当时是非常幸福的，但那时的情况是事业上非常不顺，所以他当时并没感觉。我当时心里想回应他"其实你现在也很幸福"。我还没说出口，他接着补充："也许过几年后，我会觉得今天也很幸福。"

另一个是一个合作伙伴去面试一个新单位，他看到即将成为自己领导的同事的微信朋友圈里一家三口的照片，感觉人家很幸福，潜在的感受是觉得自己现在不如意。

第三个是我自己的故事，自己23岁的时候，梦想是年收入十万元钱，那时一个月挣1500元，当自己28岁时真的挣到年薪十万，却发现原来想象的快乐和满足并没有到来，生活还是要继续，未来更远的目标在等着自己。

为什么幸福只是在过去或者未来，而不在现在呢？为什么是别人家，而不在自己这里呢？

什么是幸福

我认为幸福是一种综合感受，它和喜悦、快乐、放松、满足的感觉不太一样，但它是由喜悦、快乐、放松、满足还有健康带来的。

什么是当下

一条鱼，只有短暂的10秒钟的记忆，它只记得10秒钟内的事情，这10秒的记忆用来寻找食物，躲避危险。你想想，你10秒钟前在干什么？在看我的文章。如果你只记得10秒钟的事情，而且你只往后想10秒钟要做的事情，你是否感觉很轻松、很清静？这就是当下，没有很久远的过去，也没有梦想中的未来。这是最低级的"爬虫脑"，很清静，很当下，可是没有未来，没有生命力。

正常人不是处在焦虑就是抑郁的情绪当中。

如果一个人不管周围什么环境总是笑嘻嘻的，那大家会认为他是不是一个傻子就是一个精神不正常的人。焦虑是对未来积极的思虑，抑郁是"超我"（想要实践道德的我）对"本我"（本能的我）的压抑，提醒自己不要再犯过去同样的错误。焦虑和抑郁都是人类生存机制中正常的情绪，有利于人类的生存和繁衍（发展）。焦虑症和抑郁症是因为思维模式错误产生的病症，焦虑症产生的原因，见我之前的文章《焦虑症病发的原因是什么》和《焦虑症的身体症状》。

幸福与不幸福都是比较出来的

小时候吃到好吃的零食时，快乐而幸福。第一次挣到工资，成就而幸福。拥有人生的第一套房、第一辆车，满足而幸福。很多人曾经有过这样的经历，刚毕业上班第一个月挣到2000块，觉得满足很幸福，但收入水平两年没变化时，就痛苦了。当两年后涨到每月5000元时很幸福，当5000元又挣了两年没变化时，又痛苦了。人类为了生存和繁衍，具备两个本性：自私和贪婪。我自己总结，通过自私和贪婪的本性组合延伸出另外一个本性：嫉妒之心人皆有之。所以，当我们"比上不足"时感觉不幸福，"比下有余"时感觉幸福。

长久当下的幸福可以修行得来

佛法的核心要义是说明了宇宙生命的实相，这个实相就是这个世界是我的"心"所显现出来的幻相，包括我们的身体，以及我们现在能听见、能看见、能找到的一切。如果只是这么去解释和说明佛法的要义，我们是不能理解和体会的，《圆觉经》中佛祖告诉了我们三种修行的方法："奢摩他"（修止）、"三摩钵提"（修观、照）和"禅那"（禅）。我曾经坚持打坐一年半，每天一个半小时，用的方法是修止。修止的意思是让你的思想止住，停下来，做到真正的静心。实际的操作中，除了人死亡，人的思想是无法止住的，即使是在睡觉时也是如此。

修止和我们过去经常接触的一个词"悟空"是一个意思，如何能悟到空？当你悟到空时，你的思想也就止住了。《圆觉经》中，佛祖对悟空有专门的解释：知幻即离。意思是当你去感知幻时，当下即是幻离开了，也就是空。具体在我们的思维模式中是这样操作的：你想一下你现在在想什么？这个动作后面的0.5秒，你发现自己什么也没想。这个0.5秒即是空。你不断地重复"你想一下你在想什么？"你就会不断地感受到0.5秒的空。

当经过一段时间的努力修行后,在"你想一下你在想什么?"这个思维动作后,你会发现自己进入一个清清楚楚的0.5秒的状态,眼前的一切清清楚楚,耳朵听到的声音清清楚楚。清清楚楚就是空。

当修行再进一个阶段时,清清楚楚的状态会延长,在清清楚楚的状态下,会体会到身心愉悦,信心百倍,人生是极乐的人生,没有克服不了的困难。修行的过程是心力增强的过程。

最终极的修行境界,佛祖已经给了指引,也就是《心经》所述:"依般若波罗蜜多故,心无挂碍,无挂碍故,无有恐怖,远离颠倒梦想,究竟涅槃。"

道:人之初,性本善

我的儿子于2015年10月出生,初人为人父的感觉充实、忙碌、喜悦。到今天他已经是9个月大的宝宝了,9个月的时间里,我如发现宝藏般地观察他的成长,看着他第一次翻身、第一次自主地坐着、第一次迅速地爬行、第一次拍手。在观察他成长的过程里,也是在看人之初的本能与本性,通过本能与本性反省自己过去的观念。

第一个观念:色难不是常态

在2015年之前,很多同事说我过于严肃,但因为我是管理者、是领导,所以大家以为我在工作中、在领导的岗位上是这样的。但其实即使是我的上级在和我聊天时为了调节气氛，说些笑话，我也因为过于关注上级领导即将为我安排的工作任务而笑不出来。

有一次我的领导送给我一个带有弥勒佛的瓷笔筒，他跟我说："你太过于严肃了，就是孔子说的'色难'，脸色太难看，没事多看看这个笑脸的弥勒佛。"

我观察小孩的成长，发现当我带他到外面玩，他看到陌生人时会主动露出笑容。当我下班回到家，他看到我会高兴地笑起来。我并没有教他"笑"这件事情，那肯定是与生俱来的本能，那我为什么会一直苦大仇深似的愁眉不展？

后来，我闲下来时，就去观照我的面部表情，当我观照它时，我发现我的脸部神经并不是放松着的，这种不放松紧绷的状态表现出来就是严肃。我试着去放松它，放松它时脸面的五官刚开始会往一块儿挤，慢慢地眼泪要被挤出来了，继续放松，面部表情开始出现放松后的笑容。

当意识到自己有这个色难的情况，通过观照的方法剖析，然后在实际生活中色难的情况越来越少。我的生活开始走向阳光。

第二个观念：好吃是本能

我小的时候走亲戚看到桌上的糖果，因为馋嘴不自主伸手去拿，结果被大人狠狠批评了。在亲戚家吃酒席，好吃的菜往碗里夹得过多也会挨骂。后来的很长一段时间里，我吃饭的时候都觉得有人在盯着我，感觉自己抬不起头来。参加工作后自己挣钱了，经过很长一段时间反省与训练，这种不好的感觉才散去。这种情况跟我们成长年代的社会环境有关系，当时大家才达到温饱水平，吃饭是一件很大的事情，小孩在外面馋嘴，让父母觉得没面子（他们感觉小孩馋嘴，会让外人觉得自己家过得不好，让人家看到自己不行。这也是病态自卑的体现，是整个社会的普遍现象）。

通过观察我儿子9个月的表现，他就是在通过嘴巴去探索和感知世界的，好吃是一种本能。

第三个观念：不要嘲笑小孩，不要用欺骗来逗乐

我儿子在听到喜欢的音乐时，会趴在音箱边不断地点头或晃动身子，好像在跳舞，我如果在他身边，会觉得很正常，会和他一起晃动身子，他会不时与我目光对视交流，表示互相认可沉浸在音乐里。我岳母刚开始看到我儿子这样的表现时，她会咯咯咯直乐，觉得好笑。于是我就向我岳母提要求，我说以后他这样表达情绪，您不要笑，一笑有可能把一个音乐天才给笑没了。后面的话我没和我岳母说，但是是我所想到的：虽然他不懂我岳母笑的意思，但岳母的表情他是体会得出来的，表情中有取乐和嘲笑，笑的次数多了，小孩以后就不会做这样的动作了。

那有的人可能就问了，你怎么这么确定你岳母的笑容里有嘲笑的含义，可能她心里并没有嘲笑的意思，只是觉得好玩。

这是因为我理解我岳母的想法，假如是一个陌生成年人在玩音乐，手舞足蹈，那我岳母看见他笑的可能性极小。如果一个人懂得听音乐手舞足蹈是人的天性，那他看见小孩听音乐晃动身体也不会咯咯乐，他会面露微笑。所以，我确定我岳母的笑里是带有嘲笑的。在过去那个年代，传统的教育观念只认考试成绩，音乐或舞蹈等个性化的兴趣爱好会被人嫉妒和嘲笑。这样的意识形态在大部分老一辈人的脑子里根深蒂固。

有一次我带儿子去我妈妈那里，吃饭时，我儿子看到大人吃饭，有点馋，我妈故意用筷子弄一点菜去喂她孙子，当筷子伸到他嘴边时，又拿走（因为他不能吃），看到我儿子小嘴张开可爱的样子，几个大人哈哈大笑，这样的行为立即被我制止。我说很多父母和子女关系不好，沟通也无效，就是因为最基本的信任没有了，最基本的信任丧失就是从这一点一点的小事开始的。大人们总是以为小孩太小，什么都不知道，其实所有他经历的事情，都进入了他的大脑里，如果某件事情重复过多，就会形成小孩的防御机制。

我们经常看到这样的事例，比如朋友带着他们的小女儿来玩，在大家面前，朋友会介绍他们女儿会唱歌跳舞，当他们想要女儿在大家面前唱一首时，我发现他们的女儿是拒绝的。出现这种情况的原因可能是在最开始时，他们女儿当着父母的面唱歌，他们是非常高兴的，但父母没有好好保护女儿的天性，当后面女儿在父母面前唱得次数多了，父母觉得她这么久了就会这一首歌，就没了鼓励的耐心，认为她学习得不够，也有可能是女儿唱歌时，正好是他们心烦的时候，就不分青红皂白直接制止了。

第四个观念：对小孩犯错的指责

我儿子前两天在地板上爬时把一桶准备浇花的水弄洒了，把地板弄湿一大片，我岳母很生气，把我儿子说哭了。

根据这件事，我也向我岳母提了要求，爱玩、爱关注探索新鲜事物是人的天性，他弄洒水不是故意的，这个不能批评他，这个根本不是他的错。如果以后有类似的事情，还这样批评他，他的创新勇气和能力就会被磨灭掉。

在这些事件上，我们只需要保护好小孩的安全即可，我们传统的教育观念中经常在强调完美主义，不允许犯错，其实这也是病态自卑的表现。人类的进化过程就是一个不断犯错、不断改正的过程，所以在小孩的教育方面要遵照人的本性，好好地呵护他们的本性，这样他们才能以一个完善的人格健康的成长，才不会长大了也受焦虑症、抑郁症的煎熬。

我之前的文章《人类的本能有哪些》，提到过因为人类生存和繁衍的目的产生出来的人性的主要两点：自私和贪婪。在人出生之初，会有本性最本质的体现，作为父母，呵护好我们下一代的本性，就是最大的善。

悲伤的力量

最近在我媳妇的推荐下，我们共同看了一部去年上映的迪斯尼影片《头脑特工队》。

该片讲述女孩莱莉因为父亲工作的原因举家搬迁至旧金山，准备适应新环境，但就在此时，莱莉脑中控制欢乐与忧伤的两位脑内大臣乐乐与忧忧迷失在茫茫脑海中，大脑总部只剩下掌管愤怒、害怕与厌恶的三位干部，导致本来乐观的莱莉变成了愤世嫉俗少女。

乐乐与忧忧在复杂的脑中世界历经千辛万苦回到大脑总部，最后乐乐明白了忧忧在大脑情绪中的重要作用，忧忧让莱莉通过忧伤把内心的负面情绪发泄出来，让莱莉重拾原本快乐正常的情绪。

看完该片后，我媳妇总结了一句话：这就是悲伤的力量。

听到这句话，我开始回忆我多久没有悲伤了。最近一次悲伤到痛哭流涕是在四年前了。那个时候焦虑症已经治疗好了，自己感觉到自己的情绪需要发泄的渠道，于是我自己特意去寻找这样的情景和机会。

那时我在北京的北三环住，每天骑自行车上下班，夏天有时候加班较晚，骑车回去时天已经黑了，当听到李健的歌曲《向往》中的部分歌词时，我泪如泉涌。下面是触动我悲伤情绪的歌词：

我知道并不是 所有鸟儿都飞翔

当夏天过去后 还有鲜花未曾开放

我害怕看到你 独自一人绝望

……

我知道并不是 耕耘就有收获

当泪水流干后 生命还是那么脆弱

多残忍 你和我 就像流星划落

多绚烂 飞驰而过 点亮黑夜最美焰火

多想你在我身旁 看命运变幻无常

体会这默默忍耐的力量

当春风掠过山岗 依然能感觉寒冷

却无法阻挡对温暖的向往 向往 向往

此时我会把车停下来，在夜色的掩盖下，放任自己的情绪进入悲痛欲绝的境地，泪如泉涌。内心有一个声音不停地向自己诉说："你活在这个世上太不容易了，内心太苦了，太不容易了。"

……

大约二十分钟后，情绪发泄完毕，清理完眼泪和鼻涕，内心那个悲惨的"我"和现实的我合二为一了，顿时感觉浑身轻松。在那段时间，我每两周就会有意识的去酝酿这样的情绪，也会同时打开《向往》这首歌。经过几次之后，酝酿这种悲伤的情绪就不是那么容易了，即使再听这首歌也没有用，这说明我内心负面的情绪在那段时间已经清空了。

　　在潜意识中，我们经常和"永远不可能更改"的悲剧较劲，这是我们产生心理问题的核心原因之一。人生的悲剧本身并不一定会导致心理问题，它之所以最后令我们陷入困境，是因为我们想否认自己人生的悲剧性。这种自我欺骗（防御机制中的"否认"，避免心灵痛苦）的方式暂时会令自己好受一些，但它最终在我们精神中建起了一堵顽固的墙，将我们的内心与真实的自我隔离起来，所谓的心理疾病也由此而生。

　　我的文章《从谦卑坦诚地面对自己开始》中所表达的观点，从上述这个角度来说，谦卑坦诚地面对自己，就是要面对自己已经无法更改的"惨淡的人生"。

　　当"直面惨淡的人生"时，会产生什么情绪呢？毫无疑问，就是悲伤！

　　悲伤，是非常令人难受的情绪，我们普遍抵触悲伤。但是，当你抵触悲伤时，你的心也就远离了你悲惨的人生真相，远离了真实的自己，你的内心和真实的你中间形成了一堵墙，让你再也感受不到真正的快乐，在追求错误（通过追求外在东西给自己带来安全感或快乐）的方向上越走越远。

　　我发现，悲伤的过程是告别不幸的过去的必经之路。当我们陷入这种真切而纯粹的悲伤时，必然会泪如泉涌，而这泪水就宛如心灵的洪水，会冲垮我们在自己心中建立的各种各样的墙，最终让我们的内心成为一个和谐的整体。

　　直面悲伤所揭开的是人生悲惨的真相，是拥抱真实自我的捷径，是走向勇敢人生的开始。

　　这就是悲伤的力量！

如何看待犯错这件事

焦虑症惊恐发作的过程是精神状态从紧张走向惊恐，在这个时候我的脑子里会有一个声音不断地告诉自己：千万别昏倒，千万别出现最坏的情况——不省人事，在大庭广众之下焦虑到昏倒，以后怎么和大家相处，大家会怎么看我？

越是这样紧张，越走向恶性循环：紧张—担心—更紧张—更担心—惊恐来临。

后来我跳出来观照这个恶性循环（自己"跳出来"看着自己在紧张与害怕，用自己看自己紧张的状态），长时间的观照后，我问我自己：我到底在害怕什么？

像剥洋葱一样层层解剖后我发现一个惊人的秘密：我在害怕犯错。

回想我成长的环境，20世纪80年代，物资紧缺，父母为了我们长大后能够活得比她们强，对我们严格要求：

1.要和大部分人一样，不能有自己的特色。除了上学读书，其他的兴趣爱好都是"歪门斜道"。因为那个时候，大学毕业就是铁饭碗了。

2.因为物资短缺，又不能够让人觉得我们家很穷（缺吃的），所以小孩子在外面不能体现出好吃的本性。

3.因为害怕别人家说自己家小孩不好（别的大人说自己家小孩不好，就是在说自己不好），所以小孩外出时千叮咛万嘱咐：这个不能干，那个不能干（千万不能犯错，给大人丢脸）。心理学家解释这种现象会导致小孩子和父母没有界线，当小孩长大时，虽然年龄是成人了，但还是父母内心的小孩，自主能力差，什么都由父母安排，但又埋怨父母没给自己安排好。父母则一方面责怪自己的小孩怎么长不大，另一方面自己又去做本该由孩子自己去做的事情，做过之后很得意地说："你看你以后离开我怎么办！"

4.成长环境导致我们什么都不敢做——自卑，自卑又导致我们不认可自己，什么都不会做，更自卑。从小的成长环境就决定了我们成长的天花板的高度。

5.我上高中时，曾经有一次100元生活费放在箱子里，被小偷入室偷走了，因为没生活费了，我只好回家找父母。我不记得当时我母亲批评的具体言语，但记得我母亲认为我犯了一个天大的错：为什么钱不放在身上带着？当时我极度愤怒，又强压着怒火。那100元是她向别人那借的，从现在的角度看我是理解我母亲的，每一代人成长的印记会比较类似，因为是那个时代烙上去的。

后来我参加工作，刚开始工作时错误百出。领导让我和一个同事抬一个办公桌到另一个房间，我倒退着抬，经过房门时就把桌角磕在了门框上。我独自一人搬一把椅子往前走，又磕到了边上的花瓶。诸如此类的错误层出不穷，领导严肃地找我谈话，影响到了我的工作机会。我默默地发誓一定要改正过来。后来干任何事，我都会小心谨慎，搬东西时左看右看，前后左右全部考虑到。经过多年的训练，我在小心谨慎这个态度上得到了好处，领导觉得我孺子可教，做事细心靠谱，值得信任，职位和收入都得到了提升。

后来就遇到瓶颈了，在我身上体现的小心谨慎就是勇气不够。高阶段成长是需要勇气去突破的。举个例子：开会要发言，我总是觉得要把细节都说到，要比别人说得好。但一开始发言时，我没有勇气抢在第一个说，我想到很多点都被前面的人说了，越到后面越是觉得没有说的必要了，散会后我又开始自责。当勇气这件事被突破后，开会要发言，我会看情况尽量在前面说（除非有高级别领导要先发言的），即使抢不在前面发言，在后面发言时，把前面发言的肯定一下，然后站在自己的角度发表对这件事的看法即可。你就是你，你的角度别人永远学不会，只需要掌握好自己的角度和观点就好。

勇气不够的负面影响，在开会发言上只是一个很小的表现，影响比较大的是阻碍了我们拥有自己独立的人格。具体体现在很多方面，比如，领导决定了的事我们才能干得很好，领导不能决定的事，我们也没有勇气去做，怕做不好，怕犯错，怕担责任。生存及生活特别依赖于别人，自己没有独自生存和生活的勇气。依赖别人，当别人做得不好影响自己时，就会埋怨别人（父母、领导、伴侣等），互相牵扯。

回到主题：如何看待犯错这件事？

从历史来看，人类的进化与进步都是因为犯错后改正产生的。所以，我们个人的成长也是因为一个一个的错误，犯错后要立即反省改正（只是千万不要犯致命的错误）。

对于焦虑症患者，要深刻地观照反省我们对待很多事情的观念，看看自己是不是太过于严苛了，是不是对自己不够包容，如果是要及时调整。

第四部分

学佛对焦虑症的积极影响

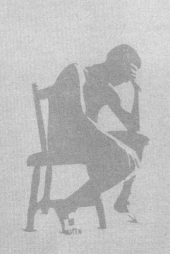

第一节　佛学之于焦虑症

佛性：能知之性

大家应该听说过"人人都是佛""每个人都有佛性"这些话，这句话的原话出自于了义经《圆觉经》第四章，金刚藏菩萨与佛祖关于"诸众生本来成佛"的对话。

什么是佛性？《圆觉经》第一章，在文殊师利菩萨与佛祖的的一问一答中，佛祖说道："彼知觉者犹如虚空，知虚空者即空华相。"意思是：你通过眼、耳、鼻、舌、身、意感知到的任何感觉都是虚幻的，那个知道这虚幻的能知之性就是佛性（也叫空性）。这里有一个非常关键的地方是：这个"知"是一路知到底的"知"。而如果你去找出一个"能知之性"的"知"的感觉，或者你感觉到有一个"能知之性"的"知"的存在，这时的"知"就都是"空华"，都是在幻中说幻。

《六祖坛经》有一名句："一切万法，不离自性；何期自性，本自清静；何期自性，本不生灭；何期自性，本自具足；何期自性，本无动摇；何期自性，能生万法。"意思是世间一切法，离不开我们自己所具有的佛性，什么是佛性？佛性本来就是清静的，佛性是不生不灭的，佛性是本来就具有的，佛性是没有动摇的，佛性是能生世间一切法的。

历数古代高僧大德的悟道文字，都在讲他们体会到自己本来具备的那个佛性。佛性：能知之性。也是能见之性，能闻之性，能尝之性，能听之性！

你为什么能看见？是因为你眼睛里的视网膜成像吗？

以下内容来自《科学禅定》一书：

当你看到一朵玫瑰花的时候，玫瑰花并没有直接进入你的脑中，那么你是如何看到它的呢？

在人视网膜视觉神经细胞的视杆细胞外节的膜上，存在着一种叫作视紫红质的大分子。之所以称其为大分子，是因为它是由视蛋白和视黄醛组合成的。

视黄醛分子在以其中间节点被折弯成$90°$角(被称为11－顺型)的方式嵌入到视蛋白分子中。当一个光子射到视黄醛分子弯折处的碳原子上时，因为碳原子中的电子在接收到光子后，能量会突然增大而飞得离原子核更远一些(热胀冷缩就是这样形成的)，这样碳原子就膨大了一点，就导致这个碳原子所在视黄醛分子的弯折节点处发生微结构变化，引发了整个视黄醛分子突然由弯形弹伸为直形(被称为11-全反型)。因为变为了直形，所以视黄醛分子会突然从视蛋白分子中弹射出来，由此导致视蛋白分子的构型突然由凹形变成了凸形。

这种凸形的变化会进一步激活细胞膜上转运蛋白的构型发

生变化（裂开了一个小口），让原在细胞膜外的大量带正电的钠离子瞬间涌入神经细胞突触末梢内。然后由水平神经细胞、双极神经细胞收集这些微电量(图1)。当电流的量度经过时间、空间总和达到爆发一次动作电位的阈值时，双极神经细胞就会因此形成一次动作电位，即一段电流在神经纤维内流动。

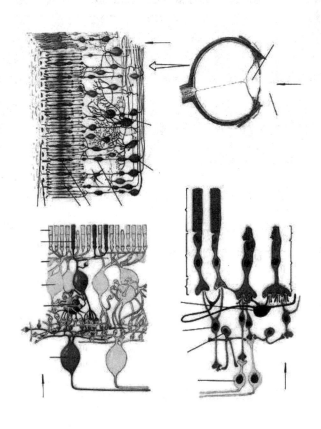

图1 视网膜结构肌细胞分层

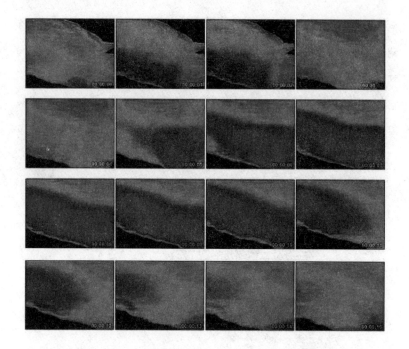

图2　电子显微镜下真实的神经电流运行在神经纤维内的影像过程

　　这段电流会传递给神经节细胞，神经节细胞会继续把这个动作电位（一段电流的波的移动）继续传向大脑。

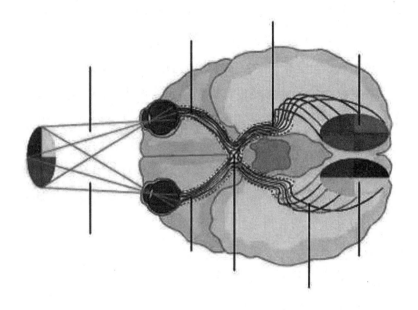

图3 神经电流在脑中的传导线路示意图

如图3所示，从眼睛过来的神经电流冲动传向脑皮层的路径是：神经电流沿着神经节细胞轴突穿出眼球壁聚集成的视神经传导，然后电流会穿过视交叉继续传导到外侧膝状体。在此处，电流会通过"电—化学"方式被转换传递给下一级神经细胞，最终投射到视觉皮层中。

在视觉皮层中存在着对各种刺激敏感的神经细胞（比如对形状、颜色、运动速度等敏感的神经细胞），当这些神经细胞被来自眼睛的神经电流冲动激活时，我们就产生了与之对应的视觉体验（如看到一片树叶或一只燕子）。

我们是听到声音，品尝到食物，触摸到桌子，闻到花香，都如上述我们看到一样，最后都是反馈到我们大脑中的神经电流。那么有人可能就问了："神经电流就是所谓的佛性吧？"

答案是否定的。神经电流也是原子与原子之间、电子与电子之间的反应，最后也是物理现象。电子用显微镜一直放大，最后显示是电子云，没有所谓的一个实心球一样的电子。大家可能听说过物理学著名的波粒二象性双缝实验：用一支电子枪把电子不断地射向双缝。当用监视器时，在后面背板上呈现的是粒子打在上面的两道条纹；当不用监视器时，在背板上呈现的是波的衍射条纹。获得过1929年诺贝尔物理学奖的法国理论物理学家德布罗意认为一切物质都具有波粒二象性，所以一切物质都位于实体的存在与不存在之间。

回到主题，什么是佛性？佛性即能知之性。再往下就不能说了，一说便是错。所以"佛曰：不可说"。（这句话出自《大般涅槃经》）那不能说，我们怎么悟，怎么去知道和了解佛性呢？学佛分理悟和证悟两个渠道。理悟就是通过证悟者的言论去了解什么是佛性，就如喝茶，证悟者是亲自喝茶者，理悟都是通过文字或语言去了解茶是什么味道，什么温度。

如何理悟？最直接的方式是去学习佛经。如何证悟？佛经中有方法。这个会在我后面的文章中一一向大家呈现。

回答焦友的问题：

1.禅修能治疗焦虑症吗？

治疗焦虑症，最直接的工具是心理治疗，禅修是证悟佛法、证悟佛性的工具。举个例子，我们要砍一棵树，心理治疗是斧子，禅修是锻炼我们手臂力量的。

2.学佛和禅修的关系如何？

禅修是证悟佛法的工具和途径。

3.学佛对焦虑症的帮助是什么？

请看本文第四部分的文章《学佛对焦虑症的帮助》。

学佛对焦虑症的帮助

大家看我的焦虑症经历可以知道，学佛对我的帮助很大。我在中国佛教协会的《佛教文化》杂志中也发表过文章讲述学佛对我人生的系统作用（《学佛五年感悟——世间事，心之事》刊于《佛教文化》第139期）。

谈起学佛，我们到底在学什么？什么是佛？佛法的核心要义是什么？它在焦虑症恢复中起的作用是什么？它是如何发挥作用的？

什么是佛

如果一位古印度人用手指着一只苹果说："贡西耶。"你就会明白，原来这位古印度人把我们叫"苹果"的东西叫作"贡西耶"。当这位古印度人指着一个人说："佛陀耶"，突然我们就会迷惑，不知道"佛陀耶"指的是个什么东西。

实际上，如同我们不能说"一个善良的人"是一个东西一样，"佛陀耶"指的也不是一个东西，"佛陀耶"表达的是一个意思。什么意思？把"佛陀耶"的意思翻译过来就是"一个觉悟的人"。

简单就是美，古人直接就把"佛陀耶"这个发音简化为一个发音"佛"，把"佛"所表达的意思也简化为一个字"觉"，所以就出现了最简单的翻译：佛者，觉也。

所以佛指的不是一种神，而是拥有一种特质的人。这个特质就是"觉悟"。所以清楚说，学佛学的不是要成为一位神，而是要成为觉悟的人。

问题是，佛觉悟到了什么？这种觉悟对人有什么实际用处？

古印度一位叫作乔达摩·悉达多的王子，在看到世界人生处处都是各种"苦"后，就开始寻找一个方法解脱人生的这些痛苦。在经过多年艰苦修行后，最终他认识到了一个大秘密，由于他悟到了这个大秘密，他就脱离了人世间诸多的苦，获得了彻底解脱，由此他就成为了觉悟的人，即成为了佛，我们现在称他为佛祖，或释迦牟尼佛。那么，这个大秘密是什么？

佛法核心的内容是在讲什么

佛祖在《金刚经》中有述"凡有所相，皆是虚妄"，意思是说呈现在我们面前，由眼、耳、鼻、舌、身、意所感受到的这个世界是虚妄的。但这个"虚妄"不是我们所理解的世俗的虚假，不是说我们的世界是不真实的，而是指非真非假，说真实也不对，说虚假也不对，"佛曰：不可说"（来自《大般涅槃经》），一说就错。"虚妄"需要我们通过禅定去体悟。

佛祖悟道后，通过40多年弘法，一直在说这一个大秘密，后来记录和解释佛所说的经典有500部之多。关于佛学经典的500部大般若经，如果浓缩成5000多字，就是《金刚经》，再浓缩成260字，就是《心经》，继续浓缩为一句话，就是《心经》开头的第一句："观自在菩萨，行深般若波罗蜜多时，照见五蕴皆空，度一切苦厄。"解释出来就是：观世音菩萨在甚深禅定中体证到达离苦得乐彼岸的大智慧时，证悟到了世间一切物质世界和精神现象都是心生幻有出来的。由于这种证悟就解脱了一切世间的烦恼苦和生死苦。

领悟佛法的方法：理悟和证悟

理悟：通过读了义经（直指佛法核心要义、第一义——空的经），如《金刚经》《楞严经》《圆觉经》以及《心经》去理解佛法的核心要义称为理悟。我在刚开始学佛读这些经书时，不明就理。于是就借助南怀瑾老师的《圆觉经略说》《金刚经说什么》以及《如何修正佛法》来理解。两年后，再把这些经典原文拿来读时，发现能读懂80%了。

证悟：《圆觉经》中佛祖指出了三种禅修方法："奢摩他"（修止）、"三摩钵提"（修观、照）和"禅那"（禅）。我初修的方法是"奢摩他"——通过意数水晶球的方式来修止。证悟的道路是非常难的，但只要坚持修，最基本的对身体的健康，对心力的增强都有很大帮助。我在半年的时间里坚持每天禅修1.5小时，这对于更好地理解了义经中所述佛学要义有很大帮助。

学佛在焦虑症对治过程中的作用

1."道法术"之"道"层面。

通过学佛的理悟及证悟（禅修），让我真正理解了这个世界的"非幻非有"，基于这个理解，更加坚定了我的人生价值观：以善为纲，自己为中心，自己=世界，真诚地为了世界，积极努力勇敢地创造命运。当人生终止时，即使没有所谓的成功，积极快乐的一辈子，就是最大的成功。这个价值观是根治焦虑症的基石，是我建立自信心、内心强大的基础。

2."道法术"之"术"层面。

在对治焦虑症过程中，当躯体症状来临时，一方面我会用观照去对治它，另一方面我会用佛法所述的这个世界的本质去提醒自己，去鼓励自己，坚定信心、勇往直前、无所畏惧地坚持下去。

3.学佛能使内心强大。

当你通过理悟和证悟更加理解和坚信这个世界的本质之后，人生后面的路会走得更加智慧与勇敢，从此人生的命运会发生好的变化，这种好的变化又给你带来更多自信，带来更有效率的人生。这样的良性循环前进的过程，就是内心强大的过程。

学佛五年感悟——世间事，心之事

我从小是奶奶带大。奶奶信仰菩萨，每天都要作揖烧香，由于从小耳闻目染，我对佛有敬畏之心。

我是因为2010年得了焦虑症而正式接触佛法的。最初只是去拜佛，后来在禅修实践方面投入了一年半的时间，每天打坐1.5小时。有时因为工作，会利用在出租车上的时间打坐，这样就是为了累积每天的1.5小时，就如完成任务一般。

在2010年正式学佛的两年后，我开始学习佛经，发现原先看不懂的佛经其意自现。《圆觉经》中佛祖指出了三种禅修方法："奢摩他"（修止）、"三摩钵提"（修观、照）和"禅那"（禅）。我初修的方法正是"奢摩他"。《金刚经》中说："一切有为法，如梦幻泡影，如电亦如露，应作如是观。""凡所有相皆是虚妄！"原来禅修也是虚妄。

最开始很难接受宇宙万物都是"虚妄"的，难道我亲爱的家人也是假的?明明天天在一起，难道我那即将出生的孩子，也是假的？！

随着学佛逐渐深入，实修打坐的境界逐渐印证了义佛经中的语句："知幻即离，不作方便，离幻即觉，亦无渐次。"我从古代高僧大德留下来的语句中不断找到与佛祖一脉相承的理论，佛性即"能知之性""能见之性""能听之性"……佛性是不可说的，一说便是错。

佛法所能解释的生命宇宙的真相，并不是告诉我们宇宙外面有什么，也不是预言一杯水中有十万八千个生命，而是指我们现在眼、耳、鼻、舌、身、意所显现的一切都是佛性的显现，就如同佛性即是一个放映机。

基于以上对佛法理悟及体悟，佛法深刻地改变着我的人生。

在认识层面。佛法给我带来了一种"究竟"的人生价值观。佛法所说的"一切都是假相"，是让我们抛弃对所有事物的执着与束缚（回头是岸），重新回归到对人生意义及生命的追求上来。

人生意义及生命的追求，就是要快乐。人生的快乐要建立在符合人类进化的规则上，即遵守道德和法律。

人生的快乐要符合科学的人类需求层次，按照马斯洛需求层次理论，人类需求像阶梯一样从低到高按层次分为五种，分别是：生理需求、安全需求、社交需求、尊重需求和自我实现需求。每一种需求的满足都能给我们带来快乐。

快乐的获取在于需求的满足，在于遵循科学的方法。

佛法帮助我根治了焦虑症。我从小内向，极度自卑，工作后当上了公司领导，面对压力我无所适从，精神时常处于紧张状态，身体呈现各种亚健康状况。2010年我被诊断为焦虑症。焦虑症最可怕的症状是惊恐发作。

面对焦虑症，我采取了"道法术"三个层次的应对方法，"道"即是正确的认知，即佛法所说"一切都是虚妄"，快乐的人生要遵循科学的方法，对治焦虑也要用科学的方法。"法"即是认识到焦虑症是一种错误的思维模式，改变它需要一个过程，要有心理准备。每当惊恐发作时，要把它当作是敌人来临，把它当作是最好的打败敌人的时机，打败敌人的次数多了，敌人也就不来了，焦虑症状也就没有了。"术"即是应对惊恐发作时的具体方法——心理咨询所教导的内观方法。

经过一年半的时间，我的惊恐症状完全消失，焦虑症治愈了，生活步入正常轨道，而且在对治焦虑症时，我的工作并没有耽误。

在五年后的今天，我能更加正确地对待焦虑这种情绪。焦虑即是积极的思考，也是人类进化过程中必要的情绪，是佛法所指引的正确的认知，让焦虑这种情绪正常释放，让焦虑症永不复发。

在日常生活方面。佛法指引着我工作生活的方方面面。它令我面对日常所有的事情，更加善良，更加积极，更加科学，更加快乐。

在禅修过程中，我渐渐形成了我的人生价值观：以善为纲，自己为中心，自己=世界，真诚地为了世界，积极努力创造命运。当人生终止时，即使没有所谓的成功，积极快乐的一辈子，就是最大的成功。

南无本尊释迦牟尼！

南无本尊释迦牟尼！

南无本尊释迦牟尼！

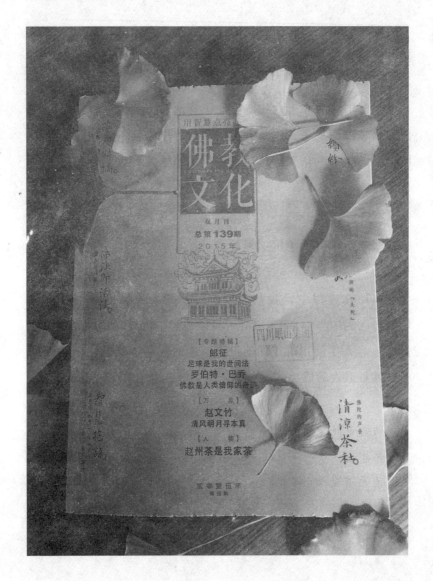

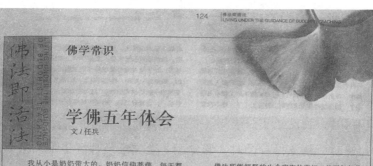

佛学常识

学佛五年体会

文／任兵

我从小是奶奶带大的。奶奶信仰菩萨，每天都要作揖烧香。由于从小耳闻目染，我对佛有敬畏之心。

我是因为2010年得了焦虑症而正式接触的佛法。最初只是去拜佛，后来在禅修实践方面投入了一年半的时间，每天打坐一个半小时。有时候因为工作，会利用挤在出租车上的时间打坐，这样就是为了累积每天的一小时三十分钟，就如同完成任务一般。

正式学佛的两年后，我开始学习佛经，经过不断地阅读学习，发现原先有些看不懂的佛经有时候也会豁然明朗。《圆觉经》中佛祖指出了三种禅修方法：“奢摩他”（修止）、“三摩钵提”（修现、照）和“禅那”（禅）。我初修的方法正是“奢摩他”。《金刚经》中说：“一切有为法，如梦幻泡影，如电亦如露，应作如是观。”以及“凡所有相皆是虚妄！”。

最开始很难以接受宇宙万物都是“虚妄”的，难道我亲爱的家人也是假的？明明天天在一起，而且还有我那即将出生的孩子，也是假的？

随着学佛逐渐深入，实修打坐的境界逐渐印证了义佛经中的语句：“知幻即离，不作方便，离幻即觉，亦无渐次。”森罗万象虽然显现，然而也都是因缘聚会，了无实性；知道这些都是心前显现的幻相，从而不去执着，即能离开虚幻的假象，显现不生不灭的佛性，如阴迷云散去，万里晴空自然清晰显现。从古代高僧大德留下来的语句中不断找到与佛祖一脉相承的理论，佛性非空非有，从我们凡夫理解的层面，可以描述为“不生不灭，不垢不净，不增不减”等。“能知之性”“能见之性”“能听之性”……这些都是佛性本体的妙用。佛性是不可说的，一说便是错，不可思，不可议，“开口便错，动念即乖”，唯有靠自己去契合和体悟，如人饮水，冷暖自知。

佛法所能解释的生命宇宙的真相，并不仅仅是佛法告诉了我们宇宙外面有什么，也不是预言一杯水中有十万八千个生命。而是指我们在眼耳鼻舌身意所显现的一切都是佛性的显现，就如同佛性即是一个放映机。

基于以上对佛法理解及体悟，佛法深刻的改变着我的人生：

升华认识

佛法给我带来了一种究竟的人生价值观。世间显现的一切都是“假相”，是让我们抛弃对所有事物的执着与束缚（回头是岸），重新回归到对人生意义及生命的追求上来。

人生的意义，就是探索和追求真理，这是智慧的层面；以无私无我的心，利益他人，这是慈悲的层面。从单单探索物质世界的真理，扩展到探索心的奥秘；从单单追求个人的享乐，扩展到关心所有众生的安乐。这是佛法给予我的启示。

身心世界的本质，是虚幻不实的空性；而空性中缘起显现的规律也同时存在。人类，无非是追求身心的快乐和远离痛苦烦恼。想获得快乐，应该遵循断恶修善，自净其意的缘起规律。人生的快乐要建立在符合人类进化的规则上——即遵守道德和法律。

人生的快乐要符合科学的人类需求层次，按照马斯洛需求层次理论，人类需求像阶梯一样从低到高按层次分为五种，分别是：生理需求、安全需求、社交需求、尊重需求和自我实现需求。每一种需求的满足都能给我们带来暂时的快乐。

快乐的获取在于建立正确的因和良好的心态的

《圆觉经》学习理悟

我第一次接触《圆觉经》是看南怀瑾老师的《圆觉经略说》，第二次是为同学们进行《圆觉经》全文的校稿。在进行校稿时，我已经实修半年（主要是修止）时间了，当校稿到第二遍时，就觉得自己对《圆觉经》全文已经理解透了。第三次学习是在本月7号和8号两天，参加老师的《圆觉经》讲习班，对《圆觉经》有了更深刻的理解，才懂得我第二次的理解还是很肤浅的，所谓"书读百遍，其义自见"。

所以，我的学习理悟是按次数来的，这次为"一"。

关于《圆觉经》的历史，大家可查看网络资料的介绍，很详细。

《圆觉经》一共分为十二章，分别是十二个菩萨的提问及相对应佛祖的回答。

第一章，文殊师利菩萨问佛祖："大悲世尊，愿为此会诸来法众，说于如来本起清净因地法行，及说菩萨于大乘中发清净心，远离诸病，能使未来末世众生求大乘者不堕邪见。"简洁理解就是："请问佛祖，如何发清净心？如何得证得大乘？"

佛祖回答："永断无明，方成佛道。"接着佛祖又解释什么是无明，"妄认四大为自身相，六尘缘影为自心相"为无明。简洁理解，就是认为现在所处的世界中一切都是真实的，就是无明。

佛祖又讲了什么是佛性："彼知觉者犹如虚空，知虚空者即空华相；亦不可说无知觉性，是则名为净觉随顺。"意思就是你察觉到的一切都是虚幻的，而如果你感觉到有一个能察觉到的东西存在，那么这个东西也是虚幻的，那么佛性到底有没有感觉呢？说有不对，说无也不对，知道有无的，不在有无中，这个就是佛性。

总结第一章，永断无明，即成佛道。

第二章，普贤菩萨问佛祖："闻此圆觉清净境界，云何修行？世尊，若彼众生知如幻者，身心亦幻，云何以幻还修于幻？若诸幻性一切尽灭，则无有心，谁为修行？云何复说修行如幻？若诸众生本不修行，于生死中常居幻化，曾不了知如幻境界，令妄想心云何解脱？愿为末世一切众生，作何方便，渐次修习，令诸众生永离诸幻？"简洁理解，就是六个问题：

1.为什么要修行？2.身心都是假的（幻），为什么还以幻修幻？3.如果所有的幻性都灭亡，则没有心了，谁在修行呢？4.为什么又说修行也是幻？5.如果大家不修行，不知道一切都是假的，那如何解脱呢？6.有什么方便方法让众生永远离开众多幻相？

佛祖回答："一切众生种种幻化，皆生如来圆觉妙心。"回答了普贤菩萨所提的1至5的问题，都是属于"执虚妄为实有"，问题本身就是错了，即佛祖在本经后来所说"非为正问"。对于第6个问题，佛祖给的方法就是"知幻即离，不作方便；离幻即觉，亦无渐次。一切菩萨及末世众生，依此修行，如是乃能永离诸幻"，理解为知道当下你在想什么的时候

（幻、妄念），你就已经离开了幻，你不断地离幻，最终就觉悟了，成佛了。

总结第二章，知幻即离，离幻即觉！修行成佛的方法。

第三章，普眼菩萨问佛祖："演说菩萨修行渐次，云何思惟？云何住持？众生未悟，作何方便普令开悟？"简洁理解，普眼菩萨提出了四个问题：1.修行如何渐次、由浅入深？2.修行作如何思维？3.修行如何久住护持思想？4.有什么方便的修行方法能让大家都开悟吗？

佛祖回答："彼新学菩萨及末世众生，欲求如来净圆觉心，应当正念，远离诸幻""宴坐静室，恒作是念""妄有六根""假名为心""幻身灭故，幻心亦灭；幻心灭故，幻尘亦灭；幻尘灭故，幻灭亦灭；幻灭灭故，非幻不灭"。理解就是，修行由浅入深，首先，应当正念，在一个安静的地方打坐，始终保持一个观念："我现在所看所听一切都是假的。"当一切幻都寂灭时，有一个不灭的就是佛性本心。所以佛祖后来提出的修行思维、住持的方法："不与法缚，不求法脱，不厌生死，不爱涅槃，不敬持戒，不憎毁禁，不重久习，不轻初学。""如是修行，如是渐次，如是思惟，如是住持，如是方便，如是开悟，求如是法，亦不迷闷。"

总结第三章，修行渐次从"恒作是念：一切都是假相"开始。修行人日常也可如是思维。

第四章，金刚藏菩萨问佛祖："若诸众生本来成佛，何故复有一切无明？若诸无明众生本有，何因缘故；如来复说本来成佛？十方异生本成佛道，后起无明，一切如来何时复生一切烦恼？"简洁理解，金刚藏菩萨提出了三个问题：1.您说众生本来是佛，为何又说一切又是无明？2.您说无明众生本有，为何又说众生本来是佛？3.如果说大家本来是佛，所来生起的无明，那么一切如来又是如何生起的一切烦恼？

佛祖回答："未出轮回，而辩圆觉，彼圆觉性即同流转，若免轮回，无有是处。""当知虚空非是暂有，亦非暂无，况复如来圆觉随顺而为虚空平等本性！""有作思惟，从有心起，皆是六尘妄想缘气，非实心体，已如空华。用此思惟辨于佛境，犹如空华复结空果，展转妄想，无有是处。""虚妄浮心，多诸巧见，不能成就圆觉方便。如是分别，非为正问。"简洁理解，佛祖说一切都是假的，佛和无明也是假的，你的问题问错了，也是犯了"执虚妄为实有"的错误。

总结第四章，生死与涅槃，凡夫及诸佛，同为空华相，一切都是假相。

第五章，弥勒菩萨问佛祖："若诸菩萨及末世众生，欲游如来大寂灭海，云何当断轮回根本？于诸轮回，有几种性？修佛菩提，几等差别？回入尘劳，当设几种教化方便度诸众生？"简洁理解，弥勒菩萨提出四个问题：1.如何永断轮回？2.轮回中有几种类别？3.修行佛及菩提有几种差别？4.应该用几种方便方法去度众生？

佛祖回答："能舍诸欲及除憎爱，永断轮回，勤求如来圆觉境界，于清净心便得开悟。"这回答了第1个问题，舍弃诸多欲望，除去憎恨与痴迷，即可永断轮回。"一切众生由本贪欲，发挥无明，显出五性差别不等，依二种障而现深浅。云何二障？一者、理障，碍正知见；二者、事障，续诸生死。"回答了第2和3问题。"诸末世一切众生，于大圆觉起增上心，当发菩萨清净大愿，应作是言：'愿我今者住佛圆觉，求善知识，莫值外道及与二乘。'依愿修行，渐断诸障，障尽愿满，便登解脱清净法殿，证大圆觉妙庄严域。"回答了第4个问题。

总结第五章，"应作是言：'愿我今者住佛圆觉，求善知识，莫值外道及与二乘。'依愿修行，渐断诸障。"其他的部分我认为不重要，都是在逻辑中分别，对于修行者，认识到发愿修行即可。

第六章，清净慧菩萨问佛祖："一切众生及诸菩萨、如来世尊所证所得，云何差别？"简洁理解，清净慧菩萨问佛祖在修行时所证悟有几种区别。

佛祖回答："圆觉自性，非性性有，循诸性起，无取无证，于实相中，实无菩萨及诸众生。"佛祖说，其实无所谓所证所得，无所谓菩萨及众生，都是假相。

"一切众生从无始来，由妄想我及爱我者，曾不自知念念生灭，故起憎爱，耽著五欲。"佛祖说："你要是非让我分别出几种证悟呢，我认为分为五种，分别是：凡夫随顺觉性、菩萨未入地者随顺觉性、菩萨已入地者随顺觉性、如来随顺觉性和成就一切种智。"

"居一切时，不起妄念；于诸妄心，亦不息灭；住妄想境，不加了知；于无了知，不辨真实。"

总结第六章，我认为这五种智的分别不重要，佛祖在前面已经说了无所证无所得，大家要想看具体五种看佛经原文。重点在于"居一切时，不起妄念""住妄想境，不加了知"，这是很重要的修行的方法，就是要在妄想境中，清清楚楚观照着它，不加了知，不受它的任何影响。

第七章，威德自在菩萨问佛祖："广为我等宣说一切方便渐次，并修行人总有几种？"简洁理解，威德自在菩萨的问题是：修行的方便方法有几种？

佛祖回答："出生如来与一切法，同体平等，于诸修行，实无有二。方便随顺，其数无量；圆摄所归，循性差别，当有三种。"简单理解就是佛祖说："其实所有一切都是平等的，修行也是如此，其实不应分别。方便方法也有很多，你要是让我分别出差别来，我认为有三种，分别是：'奢摩他''三摩钵提'和'禅那'。'奢摩他'指修止，'三摩钵提'指修观、观照，'禅那'指禅。"

总结第七章，实修方法有三种：修止、修观及禅。

第八章，辩音菩萨问佛祖："此诸方便一切菩萨于圆觉门，有几修习？"就是问方便方法如何组合修习。

佛祖在回答前又交代了："一切如来圆觉清净，本无修习及修习者。"而后又说，将修止、修观及禅组合排列，分出了二十五种。

总结第八章，非重点，可略过。

第九章，净诸业障菩萨问佛祖："若此觉心本性清净，因何染污，使诸众生迷闷不入？"简洁理解，问题是："您说本性清净，为什么后来又污染了呢？"

佛祖回答："一切众生从无始来，妄想执有我、人、众生及与寿命，认四颠倒为实我体，由此便生憎爱二境，于虚妄体重执虚妄，二妄相依生妄业道，有妄业故妄见流转。"佛祖说一切都是从"没有开始"开始的，妄认为有我，有他人，有大家，有生死寿命，而迷闷流转轮回的。

总结第九章，非重点，可略过。

第十章，普觉菩萨问佛祖："末世众生去佛渐远，贤圣隐伏，邪法增炽，使诸众生求何等人？依何等法？行何等行？除去何病？云何发心？"简洁理解，普觉菩萨问佛祖未来的众生离佛祖所在的时代越来越远，他们修行该求谁呢？向谁学习修行呢？参考什么方法呢？应该避免什么样的毛病和错误的方法呢？如何去做，如何发心呢？

佛祖回答："末世众生将发大心，求善知识欲修行者，当求一切正知见人。"佛祖说未来的修行者应该发大心，求得善知识，向善知识和一切正知正见的人学习修行，即可证得大智慧。什么样的人是善知识呢？"心不住相，不著声闻、缘觉境界；虽现尘劳，心恒清净；示有诸过，赞叹梵行，不令众生入不律仪"是善知识。

"彼善知识所证妙法应离四病"："作""任""止""灭"。善知识所传授的方法应该避免四种错误：一是"作"，指成佛是造作出来的，执着地认为有修有证，有佛可成。二是"任"，指放任，认为我们本来是佛，不需要做功夫就能修行成佛。三是"止"，认为把所有的妄想都止住就成佛了，这也是错误的。真正成佛后是"住妄想境，不加了知"。

四是"灭",指永断一切烦恼(逃避、归隐田园、自断性命等方法),就是成佛了,这也是非常错误的。

"末世众生欲求圆觉,应当发心作如是言:'尽于虚空一切众生,我皆令入究竟圆觉。于圆觉中,无取觉者,除彼我人一切诸相。'如是发心,不堕邪见。"修行成佛,发心的内容。

总结第十章,学佛人,应当跟着善知识学习和修行,善知识所教授的方法应当远离四种错误。

第十一章,圆觉菩萨问佛祖:"末世众生未得悟者,云何安居修此圆觉清净境界?此圆觉中三种净观,以何为首?"简洁理解,圆觉菩萨问了两个问题:1.未来大众还没有修行开悟的,在什么地方、如何来修行?2.修行的三种方法,应当以哪一个为首呢?

佛祖回答的这两个问题就不详细说了,不是重点。

总结第十一章,非重点。

第十二章,贤善首菩萨问佛祖:"名字何等?云何奉持?众生修习得何功德?云何使我护持经人?流布此教至于何地?"简洁理解,贤善首菩萨问佛祖,这部经的名字叫什么?如何恭敬地护持?众生修行后有多大的功德?谁来护持习经人?

"是经名《大方广圆觉陀罗尼》,亦名《修多罗了义》,亦名《秘密王三昧》,亦名《如来决定境界》,亦名《如来藏自性差别》",佛祖针对其他的问题的回答就不详细说了,不是重点。

总结第十二章，《圆觉经》经名由来。

总结整部《圆觉经》，通过十二位菩萨的问与佛祖的回答，告诉了我们，如何成佛以及修行渐次的方法，我认为有四个核心：

1.学佛人应依善知识学习，善知识是"心不住相，不著声闻、缘觉境界；虽现尘劳，心恒清净；示有诸过，赞叹梵行，不令众生入不律仪"的人，是远离"作""任""止"和"灭"四种错误认识的人。

2.什么是佛性？"彼知觉者犹如虚空，知虚空者即空华相。"

3.修行的方法："知幻即离，不作方便；离幻即觉，亦无渐次。"

4.修行的方法："居一切时，不起妄念；于诸妄心，亦不息灭；住妄想境，不加了知；于无了知，不辨真实。"

学佛的准绳

佛法博大精深，佛经就有六百卷之多，法门有十万八千法门。关于如何学佛不入迷途，佛祖在《大般涅槃经》提出四依四不依：依法不依人、依义不依语、依智不依识、依了义经不依不了义经。

一、依法不依人

若依法，要遵循三法印，三法印出于《大智度论》，三法印："诸行无常""诸法无我""涅槃寂静"。三法印是识别真佛法与假佛法的标准：一切法若与三法印相违的，即使是佛陀亲口所说，也是不了义；若与三法印相契合的，纵然不是佛陀亲口所说，也可视同佛说。因为三法印是"印"证佛法真伪的标准，如同世间的公文，凭借印鉴可以确认公文的真假，因此称为三法印。

善知识远离"作""任""止""灭"四病："彼善知识所证妙法应离四病，云何四病？一者，作病，若复有人作如是言'我于本心作种种行'欲求圆觉，彼圆觉性非作得故，说名为病。二者，任病，若复有人作如是言'我等今者不断生死，不求涅槃。涅槃生死无起灭念，任彼一切，随诸法性'欲求圆觉，彼圆觉性非任有故，说名为病。三者，止病，若复有人作如是言'我今自心永息诸念，得一切性寂然平等'欲求圆觉，彼圆觉性非止合故，说名为病。四者，灭病，若复有人作如是言'我今永断一切烦恼，身心毕竟空无所有，何况根尘虚妄境界，一切永寂！'欲求圆觉，彼圆觉性非寂相故，说名为病。离四病者，则知清净。作是观者，名为正观；若他观者，名为邪观。"

这部分内容在本书第四部分第一节《〈圆觉经〉学习理悟》中详细论述。

二、依义不依语

义指实相，语指承载佛法的语言文字。佛法真义非语言文字，但指明实相要靠语言文字。指向实相的手指并非只有"一指"，而是有很多"指"，即佛祖根据机缘开演出多部佛经和说法，来让众生领悟到实相。就是说，没有一部经、一个说法是实相，所有佛经皆是指向实相的手指。

三、依智不依识

"智"为般若大智慧，亦即佛法真实义：实相。"识"指认识、识别、推理。佛祖在弘扬佛法过程中，为广度众生，为让众生能够一步步趋入实相，应机善巧暂立出诸多方便方法。方便方法中的内容皆是"空拳黄叶"，如果一个想要证取佛法真义者，试图通过分别、推理求证方便说中的譬喻、法相的真伪，不知道那些皆是"空拳黄叶"，那么他就会困于不可能有答案的逻辑推理中，无法再去修证到实相。

四、依了义不依不了义

佛法是为度众生解脱烦恼而设。了义经的意思是指彻底解脱烦恼的经，是究竟的。不了义经是指只解一人、一时、一机缘、一事之烦恼的经，是不究竟的。既然有了义经，为什么佛祖还会说不了义的经呢？原因是，世人的慧根不同，因此佛祖在45年弘法过程中，应机善巧开演出八万四千方便法门，以度当机众生。佛祖为避免世人执着在不了义经中的法相内容（种种譬喻言说），规定了凡是了义经与不了义经相违的内容，以了义经为准。

例如，佛祖在《大般涅槃经》中说："不了义者谓声闻乘，闻佛如来深密藏处悉生疑怪……了义者名为菩萨真实智慧；……亦于如来随宜方便所说法中不生执着，是名了义。……如经中说一切烧燃、一切无常、一切皆苦、一切皆空、一切无我，是名不了义。何以故？以不能了如是义故。令诸众生堕阿鼻狱。所以者何？以取着故于义不了。"

简释上文：所谓"义"者即为佛法第一义空，佛法第一义空为实相。实相无相：一切皆是心生幻相。而凡是说无常、苦、空、无我等皆是在幻中说，皆是梦中事，解脱的是幻中苦、梦中苦。若得真实智慧则一切无修无证，无苦可灭，无道可成。实相中实无众生、菩萨、佛，一切众生本成佛道。总之，不了义经为方便说，为小乘等经，不见佛性。了义经为究竟真实之说，为大乘经，能见佛性。

佛祖在《大般涅槃经》中说："我为肉眼诸众生等说是四依，终不为于有慧眼者，是故我今说是四依。"简释：今所说四依四不依是为一般众生而说，对于慧根者则不须说！

修证佛法是一个"转依"的过程。一开始众生皆是依"人、语、识、不了义经"趣入佛门，其后转依"法、义、智、了义经"而趋入修证实相。因此，对于弘扬佛法来说，不可以实废权或以权废实（实：第一义空、实相；权：方便门、法相）。

佛祖开示出的四依四不依的学佛准则，从根本上规避了教门中"各是其是，各非其非"的宗派法门之争！

第二节　训练方法

心力训练：佛学禅定

　　通过两千多年人们的实践验证，佛学禅定是锻炼心力最完善、最系统的方法。反观我焦虑症的恢复过程，在我的亲身的实践中，佛学禅定的修行是制止我进入恶性的强迫性思维（比如过度关注心脏以及胃部，强化了自己体会心脏跳动以及胃部的感觉，怀疑医院检查结果的正确性，强迫性怀疑身体有病）最有力量的工具。

　　在学习一种方法时，如何判断它的正确性，我的经验是，越是经过长时间检验的，越是值得信赖。佛学禅定经过两千五百年，不断地有高僧大德在实践它，在传播它。所以佛学禅定是经得住考验，值得信赖的。

　　那么接下来，我们就要找到佛学禅定最本源的出处。佛祖所说法都在佛经中，佛经又分了义经与不了义经，了义经的意思是指彻底解脱烦恼的经，是究竟的。

　　禅修的方法在了义经《圆觉经》第七章有述，分别是："奢摩他""三摩钵提"和"禅那"。"奢摩他"指"修止"，"三摩钵提"指"修观、观照"，"禅那"指"禅定"，是最高境界，能体会《心经》所描述的"无受想行识，无眼耳鼻舌身意，无色声香味触法，无眼界，乃至无意识界"。对于《圆觉经》的阐述在本书第四部分第一节《〈圆觉经〉学习理悟》中有述。

在上述的三个方法中，我用到最多的是修止，有时候会修观，因为功力不够，目前达不到真正禅定的最高级别。所以第三类我先不谈。

关于修止，我用的方法是来自于高月明老师的《科学禅定》的意数呼吸（又称为意数水晶球）。

关于意数呼吸修止的具体方法，《科学禅定》中所介绍的篇幅并不多，我把它精简放在这里，大家可以按照方法行动起来。

以下内容摘自高月明老师《科学禅定》：

修止的方法是作意与数呼吸。将之融合称为意数呼吸——用意象去数呼吸的意思。

要想更深入地理解意数呼吸，首先就需要看一下：什么是作意？什么是数呼吸？

什么是作意？（本人所述均为提取佛学中精华为实用）简单说：作，动作，是一个有指向的动词。意，意象，心中所现景物。作意，就是用一种指向的力量（心力），去清清楚楚在大脑中产生一个景象的意思。当你不断地去在脑中"制造"一个景象时（如同通过不断举哑铃而拥有强劲的臂力一样），你就会逐步拥有能够清楚地去注意一个意象、而使这个意象在大脑中保持较长一段时间的能力。观想、冥想都属于作意的一种形式。

观想是努力地在脑中想象出一个佛像或者菩萨像（观音菩萨），是古代高僧大德们常用的修行的方法。藏传佛教多为想象出自己所崇拜的"活佛"。观想的要求是：要从菩萨的发冠、面部、躯体服饰、手印等，都要观想得清清楚楚明明白白。

观想必须十分用"心力"，否则很难有成就，因此观想的用处是，通过观想将一个人的心意固定在一个地方，进而使得心意得到集中。

什么是数呼吸？为什么要数呼吸？

简单地说，数呼吸自古以来就是集中心意非常好的方法。佛法称为"安般守意"。"安般"意译为"出入息"，即呼吸。"安般守意"即是用数息的方法，令浮躁不安、思虑过多的心意平定下来。

总之简单说，因为呼吸是一个人只要还活着就会存在的、不间断地、十分有规律地（而且还不花钱、不费汽油）出现的东西。所以如果将心意集中在呼吸上时，就容易让人不间断地、持续地集中心意。就这么简单！

观想的关键是：心力有用"劲"之处（举一次哑铃）。数息的关键是：可以持续进行"用劲"（持续不断地举哑铃）。将"作意"与"安般守意"结合起来就创造了神奇。

如何结合？很简单，就是将数息要诀和观想要诀结合起来就可以了。

数息的要诀是：一呼一吸为一息（一般记吸为息），就在心中计数为一次。从一数到五，再从五数到一。如此循环往复。在数的过程中，一旦感到有数走神时，即从头开始数起。通过数数，这样心意就容易得到集中（同时也容易让人睡觉）。观想的要诀是：想象出一个"真菩萨"，然后把菩萨观想得清清楚楚。以此来集中心意。

融合后的意数呼吸的要诀是：每一次呼吸都要观想眼前约两米处凭空而出现一个水晶球（可以实际地去挂一个水晶球）。随着呼吸从一个计数到五个。之后随呼吸而倒过来数，每一息都消逝一个，直到完全消散。如此循环往复。一旦有意数计得不清楚的地方，即从头开始数起。

而最为关键的是以下几个要点：

第一，数意象而不是数数字，即是意数。什么是意数？打个比方：你到非洲去旅游，一位原始部落的人要向你说明他家有五头牛。由于你们的语言不通，所以他会怎么说呢？他会用棍子在地上画一头牛，然后再画一头牛，直到画上五头为止。在他的脑中所呈现的是一个拥有"这么多"（5个）的意象，而不是数字。而你接收到的一开始也是"这么多"的意象，然后才转化为数字。所以我们数的意象是通过观想而得到的水晶球数目的意象。就是说，你要让每一个水晶球停留在你的"心意中"。例如，数到5个时，你心中是有"●●●●●"水晶球的意象而不是数字（数字的概念要在你的脑中消失）。数数字，容易导致"自动化"的数，所耗心力不足，难于集中心意，也很容易睡觉。

第二，一定要睁眼，闭眼容易出境界，坐姿方面不作硬性要求，可以盘腿也可以不盘，正坐在椅子上就可以，重点是修心，不是修腿。心意定位于体外而不是体内。我们将心意放在体外，也就脱离了身体上的一切干扰。

第三，观想水晶球而不是佛像。

第四，最为关键的是我们要的是更清楚、更清醒，而不是更模糊、更没有感觉的"空"。

关于修观，用一个让大家方便理解的意思就是：你现在想一下你在想什么，发现你什么都没想，当你想一下你在想什么的时候，后面的"什么都没想"就是"空"。这种方法做起来感觉不费劲，但是很容易走神，所以我建议大家一般情况还是从修止——意数呼吸开始。

关于修行的时间，我最初是每天半小时，一周后每天一小时，两周后每天一个半小时，然后坚持了一年半。最近一段时间，我每天坚持半小时，感觉效果也不错，能感觉到心的力量维持在一个水平，每天被动的昏沉与散乱比较少，由此而产生的烦恼相应也少。

每天修行的时间看大家自己的工作和生活的情况而定。

我每日禅修功课的流程与做法

现在我每天会抽出至少半小时来禅修，主要方法是修止，具体流程及做法如下，供大家参考：

首先在家里找一个安静的房间坐下来，双目面对墙壁，离墙壁1.5米左右。然后从头到脚做三次全身的放松，放松大约需要3分钟。放松的方法就是用意念感觉头顶有一股清流从头到脚依次清洗身体内部，具体的方法在我前面的文章中有写到，请看《21天放松训练之后的一念放松》。

然后练习意数呼吸半小时，也就是修止，把意念止在观想出来的水晶球上。

修止半小时后，结合修止的境界，回想《金刚经》《心经》《圆觉经》《楞严经》等了义经所指向的佛法人生精要：这个世界本质是虚幻的，但我们在这个世界中的因果现象是真实不虚的，所以快乐和痛苦的现象都是真实不虚的。人生的意义在于快乐的体验这一生，快乐要结合近期和远期，要遵守法律和道德，要积极努力地实现人生的价值。

结合上述的佛法人生价值观，反观自己，反观最近需要处理的工作和生活的事情，哪些事过于让自己疲惫，影响了快乐人生的准则，哪些事是必须要努力争取的机会，是走向未来更美好生活的铺垫，该放弃的放弃，该调整的调整，该争取的争取。

《论语》说："吾日三省吾身。"通过上述的反省，指导明天及未来的生活及工作，保持生活和工作走在人生观所指导下的正确轨道上，长此以往，内心中所保持的信心、外在生活和工作所带来的福报总是在正增长，这也是心力强大的具体表现。自然而然，焦虑、抑郁就会远离你，快乐一生的理想就会实现。